特定機能病院
福井大学医学部附属病院

大学病院がわかる本

福井大学医学部附属病院 編著

バリューメディカル

病院長あいさつ

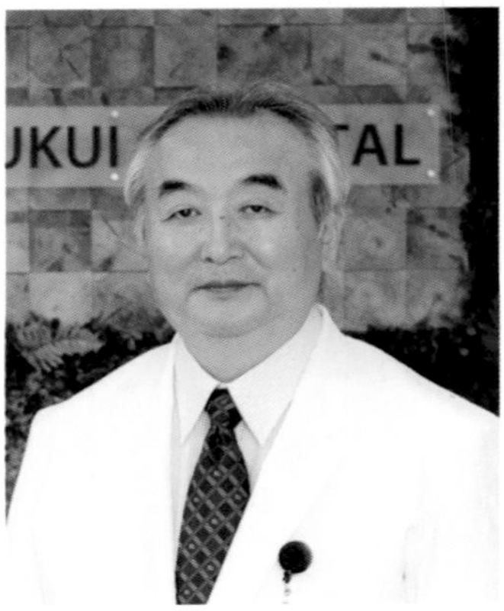

福井大学病院の
目指す医療を皆さまに
知っていただくために

福井大学医学部附属病院　第９代病院長

腰地《こしじ》 孝昭《たかあき》

この書籍は2017年７月に発行しました『福井大学病院の得意な治療がわかる本』を大幅に改訂し、さらに読みやすく、分かりやすくなることを目指して刊行したものです。また、医療の情報は数年経つとすでに陳腐なものとなる場合があり、ご紹介する内容も最新のものとなるよう努めました。

前著では冒頭に当院の理念として、2004年大学法人化以来の「最高・最新の医療を安心と信頼の下で」を掲げておりましたが、私の在任中に理念の一部改訂を行い、前半部分を「最新・最適な医療」に変更いたしました。ご承知のように、医療は患者の知る権利と自己決定権を基盤に、十分な情報を理解した上で患者側と医療者側がしっかり話し合い、納得して治療に臨むことが重要です。それが患者さん一人ひとりの最適な医療を目指すことに繋がります。その際の情報の一部としても本書を利用していただければ幸いです。

さて、2020年から（正確にはCovid-19ですから2019年から）世界中の生活様式・経済活動・社会活動が目に見えない新型コロナウイルスで一変しました。医療がどんなに高度化され、ロボットで手術ができるような時代になっても、感染症は天変地異や戦争と並んで人類を簡単に恐怖の底に陥れることができます。感染しないこと、健康であること、普通の生活を送れることがいかに大事かあらためて身にしみる思いです。明けない夜はないことを信ずるばかりです。

最後に、今後も当院は福井県唯一の特定機能病院として、また地域医療の最後の砦として新型コロナ医療の難局と従来から求められる非コロナの重症・救急医療の両方に士気高く立ち向かっていきます。この点において皆さま方の温かいご理解とご支援をよろしくお願いいたします。

2021年７月

大学病院がわかる本
発刊にあたって

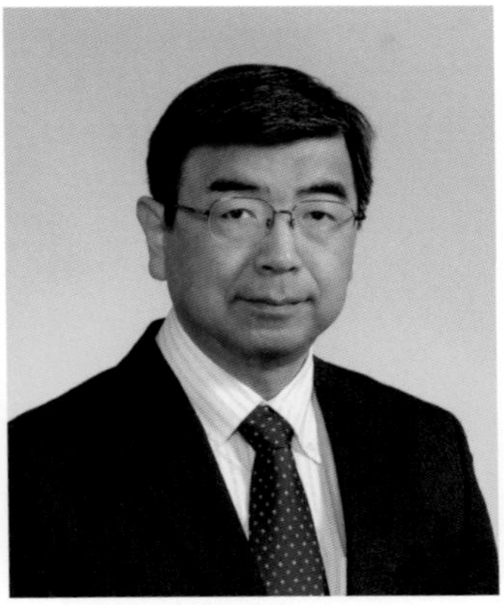

福井大学医学部附属病院　第10代病院長
大嶋《おおしま》 勇成《ゆうせい》

最適の医療を提供する信頼される病院を目指しています

2017年に当院の特色を、患者さんや家族の皆さま、あるいはご紹介をいただく医療機関の皆さまにお伝えすることを目的として『福井大学病院の得意な治療がわかる本』を発刊しました。各診療科の得意とする病気の最新治療や、看護部や薬剤部など院内主要部門の最新設備や役割、院内の医療サービスなどについて分かりやすく説明いたしました。

『得意な治療がわかる本』を発刊したときは、福井医科大学医学部附属病院として開院後30年を経て、一連の再整備がほぼ完了したところでした。その後、当院では臓器・疾患機能別病棟センターを設置、脊椎脊髄ユニット外来を開設するなど、診療科の枠を超えた集学的診療を行う体制を整え、さらに、がんゲノム外来、小児外科を開設して診療体制の充実を図っています。県内唯一の特定機能病院として、高度医療の提供、新規医療技術の開発・評価を行っており、地域医療の最後の砦として、重症・難病患者さんや集学的治療を要する患者さんの診療にあたっています。

『得意な治療がわかる本』発刊から4年が経過し、難病のようなまれな病気だけでなく、がんのような患者数の多い病気にも新たな治療法が開発されてきています。当院でも積極的に新規医療技術の導入を行っています。そこで、病院を受診する患者さんに比較的多い病気や当院が得意としている病気を中心に、病気と治療の解説を行い、各診療科や診療部門の特色と最新情報をまとめ、『大学病院がわかる本』を発刊することとなりました。各診療科の治療内容など詳細な情報はQRコードを利用して、病院HPから参照していただけるようにしております。

2019年に当院の理念を「最新・最適な医療を安心と信頼の下で」としました。本書で紹介している最新で高い水準の医療が必ずしもすべての患者さんにとって最適な医療とは限りません。当院では患者さんの意思決定権を尊重し、一人ひとりの患者さんに寄り添い、最適な医療を選択していただけるよう、取り組んでいます。また、安心して診療を受けていただけるよう、医療安全のレベルアップに努めています。本書を通じて当院の医療安全の取り組みを知っていただき、安心して診療を受けていただく一助となれば幸いです。

2021年7月

大学病院が
わかる本

もくじ

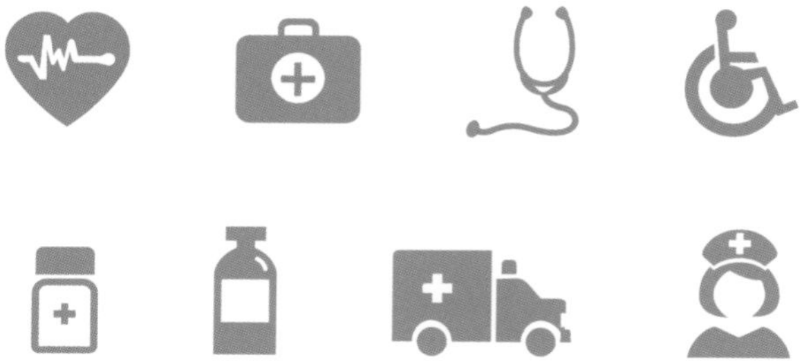

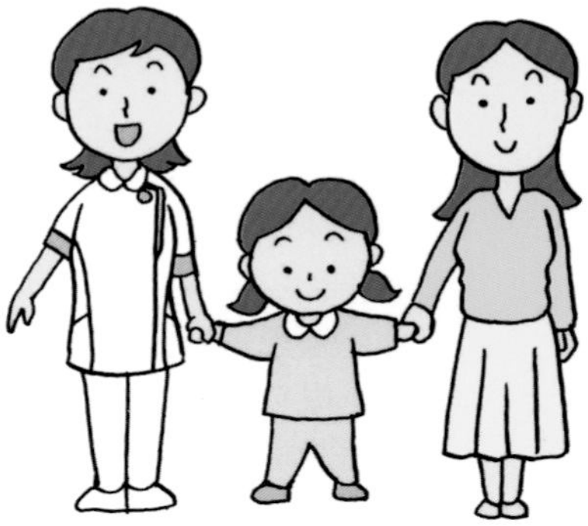

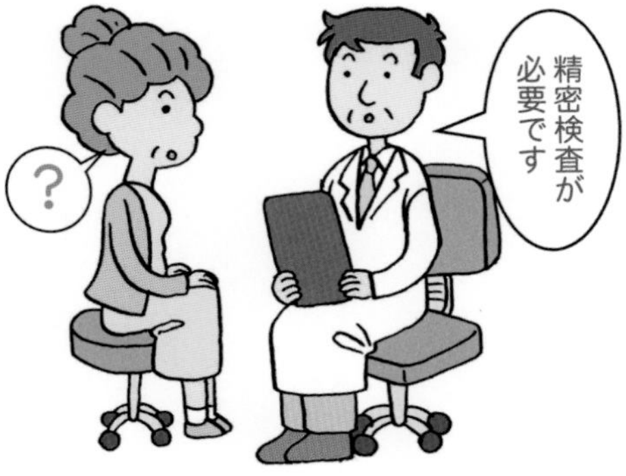

?
精密検査が必要です

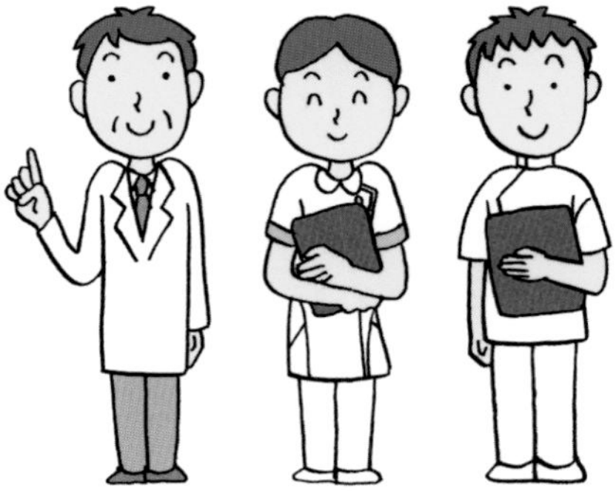

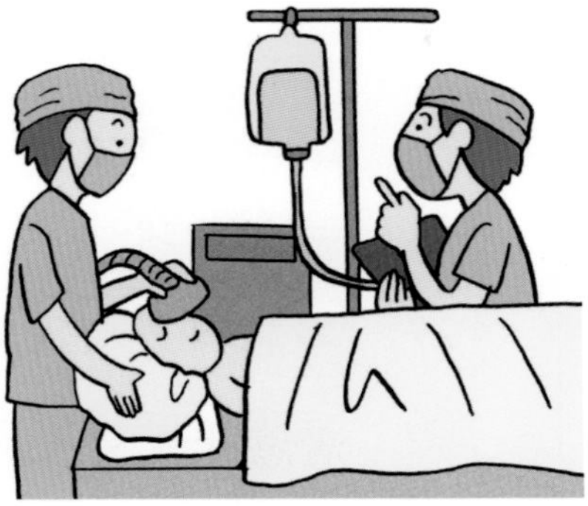

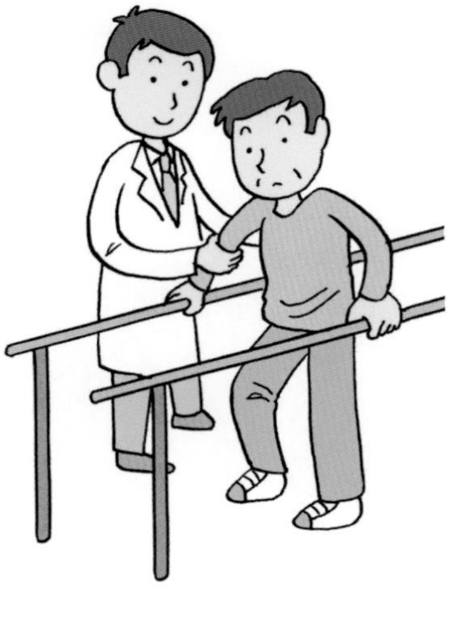

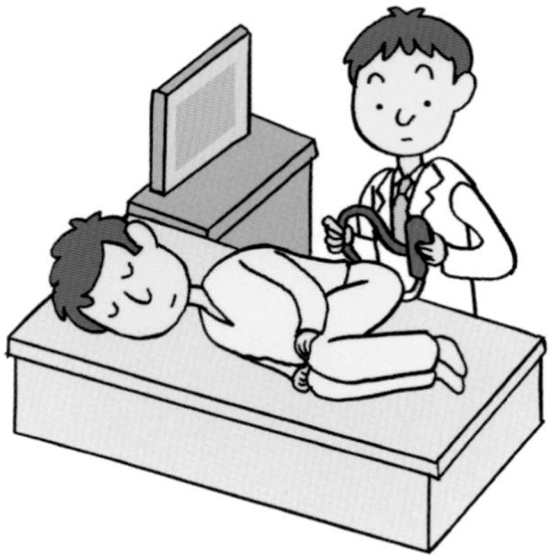

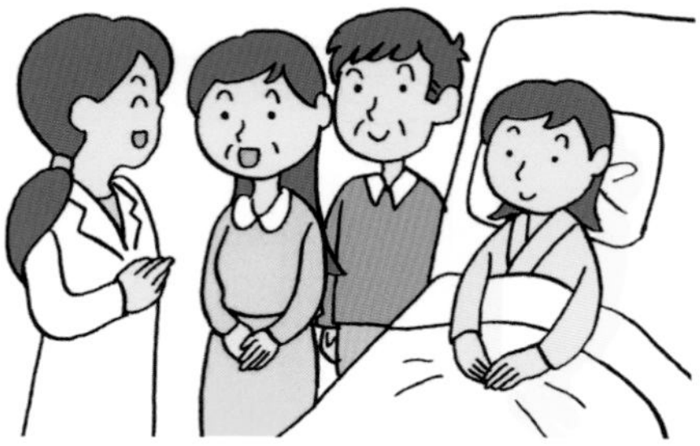

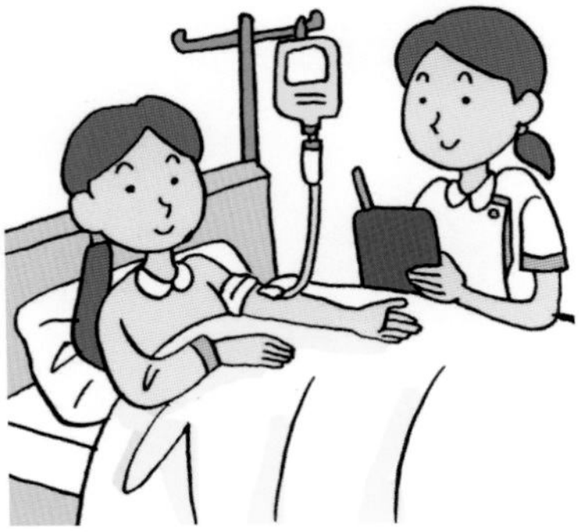

＊本書掲載の情報は2021年7月現在のものです。

病院案内

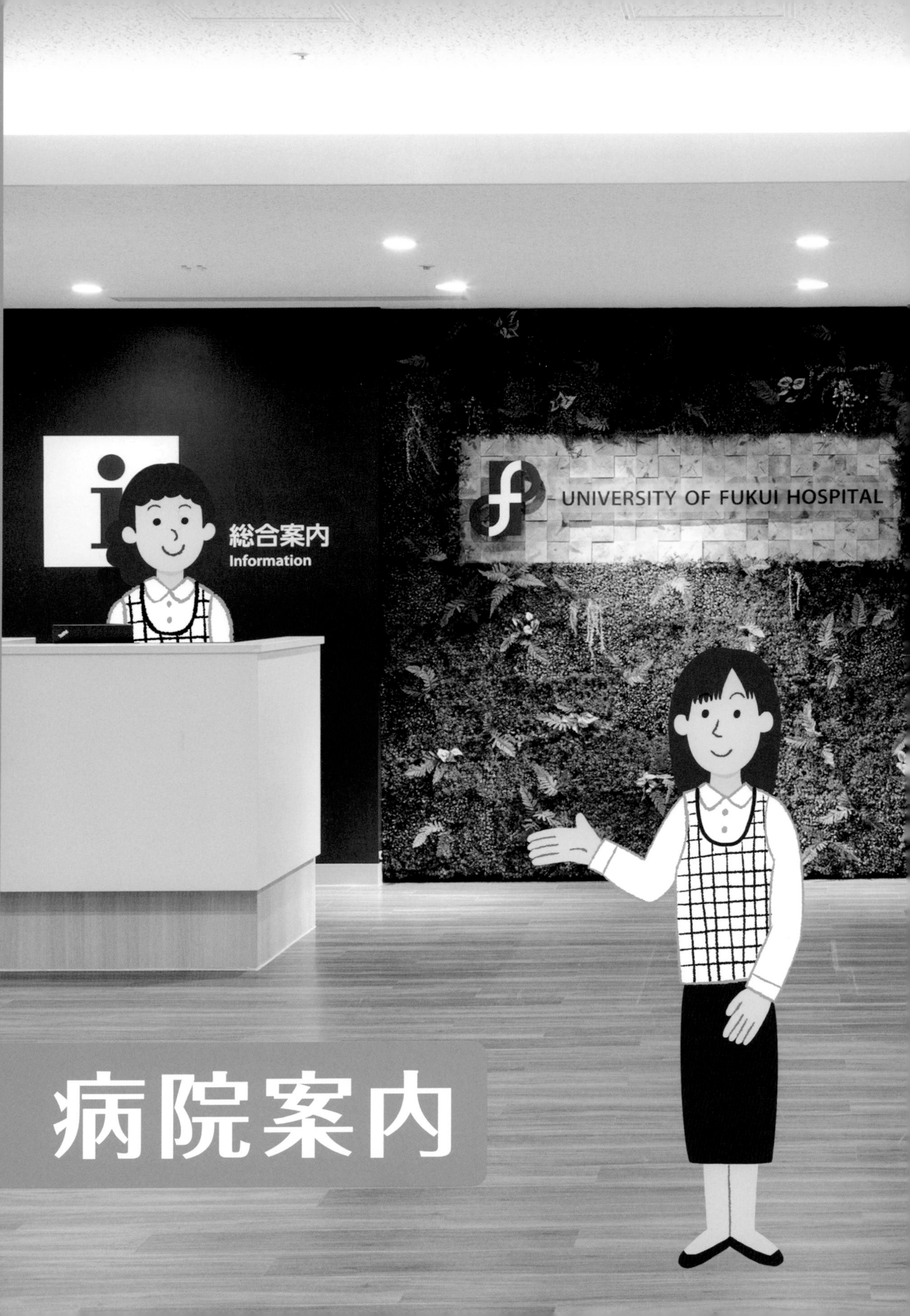

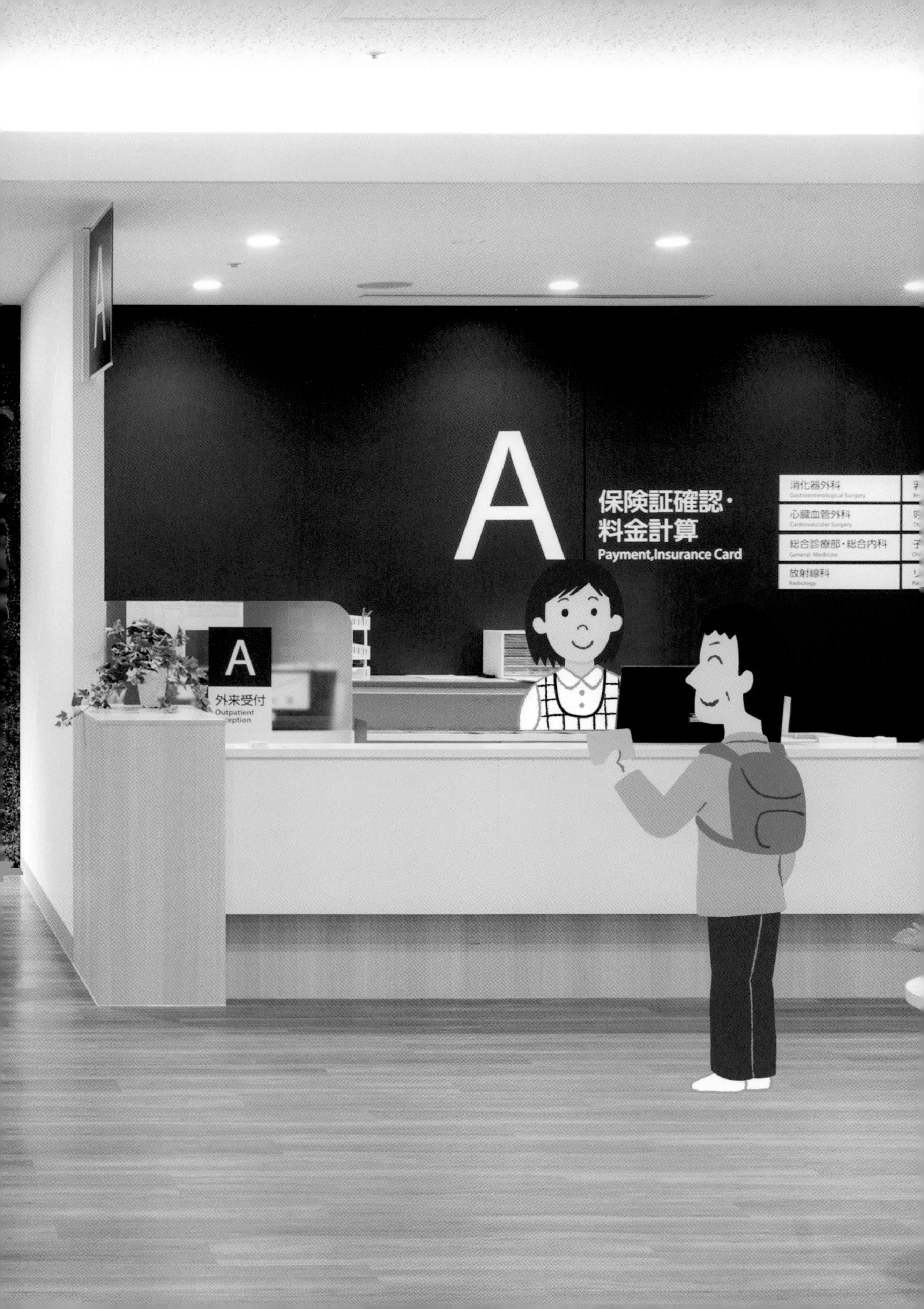
A
A
保険証確認・
料金計算
Payment,Insurance Card
消化器外科
Gastroenterological Surgery
心臓血管外科
Cardiovascular Surgery
総合診療部・総合内科
General Medicine
放射線科
Radiology
A
外来受付
Outpatient

病棟紹介

詳しくはこちらから▶

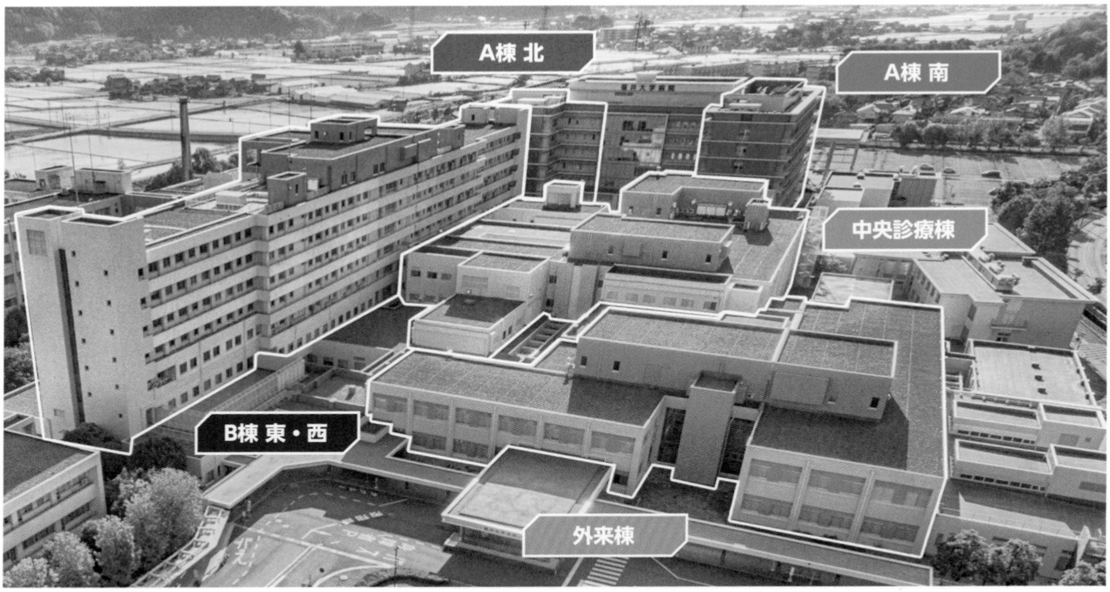

外来棟

外来棟2F

●泌尿器科　●眼科
●耳鼻咽喉科・頭頸部外科
●歯科口腔外科　●小児科　●小児外科
●産科婦人科　●神経科精神科
●子どものこころ診療部
●通院治療センター

外来棟1F

●内科　●外科　●皮膚科
●形成外科　●整形外科
●リハビリテーション科
●脳神経外科　●麻酔科蘇生科
●総合診療部　●患者総合支援センター
●総合案内・受付　●中央採血室

中央診療棟

中央診療棟3F

●検査部（検体検査）　●輸血部

中央診療棟2F

●病理診断科／病理部
●検査部（生理検査、超音波センター）

中央診療棟1F

●放射線部　●リハビリテーション部
●光学医療診療部

B棟

B棟東3F　成育・女性医療センター

●産科婦人科
●総合周産期母子医療センター

B棟西3F　成育・女性医療センター

●小児科

B棟西2F　こころのセンター

●神経科精神科

A棟北

A棟北7F　腫瘍センター

●血液・腫瘍内科
●感染症・膠原病内科　●腎臓内科
●歯科口腔外科　●麻酔科蘇生科

A棟北6F　運動器センター

●整形外科　●リハビリテーション科

A棟北5F　皮膚・頭頸部センター

●耳鼻咽喉科・頭頸部外科
●皮膚科　●形成外科

A棟北4F　消化器センター

●消化器内科　●消化器外科
●乳腺・内分泌外科

A棟北3F　脳・神経センター

●脳神経外科　●脳神経内科

A棟南

A棟南7F　腎センター

●腎臓内科　●泌尿器科
●歯科口腔外科　●緩和ケア

A棟南6F　生活習慣病センター

●整形外科　●眼科　●内分泌・代謝内科
●循環器内科　●救急科

A棟南5F　呼吸器センター

●呼吸器内科　●呼吸器外科　●救急科

A棟南4F　消化器センター

●消化器外科

A棟南3F　循環器センター

●循環器内科　●心臓血管外科

外来受診のご案内…………来院 ▶ 外来受付 ▶ 各診療科 ▶ 診察

01 来院

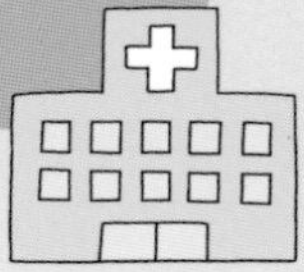

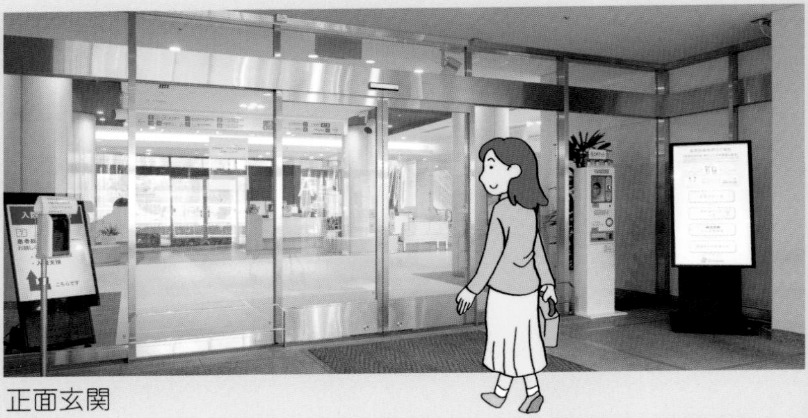

正面玄関

02 外来受付 保険証確認

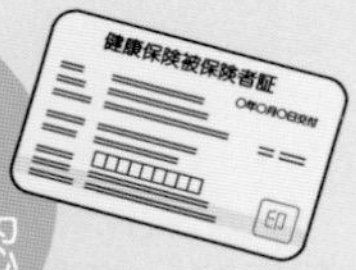

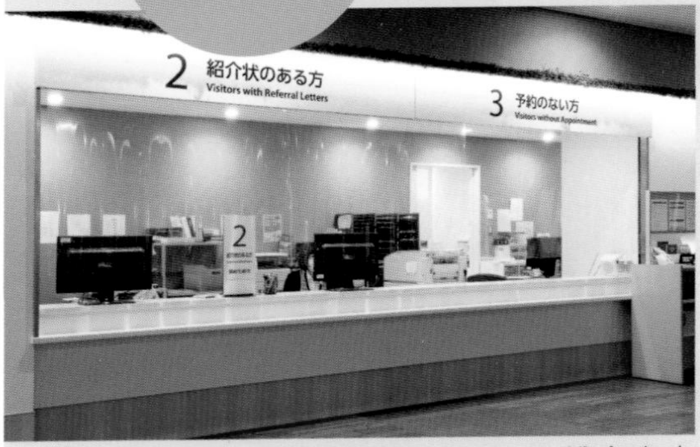

総合案内

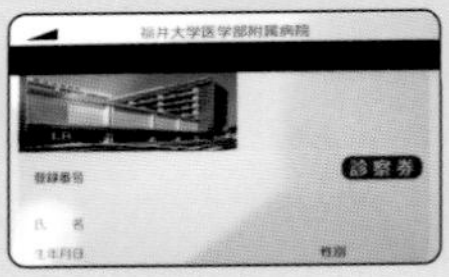

診察券

初診の方

紹介状のある方

総合受付 **2** 番窓口
8：30 ～ 17：00

紹介状のない方

総合受付 **3** 番窓口
8：30 ～ 11：00

↓

受付票出力

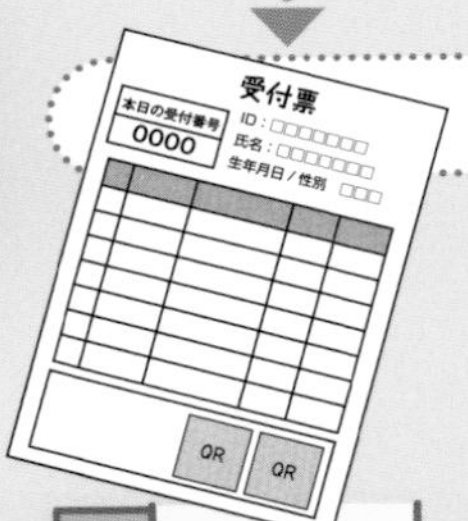

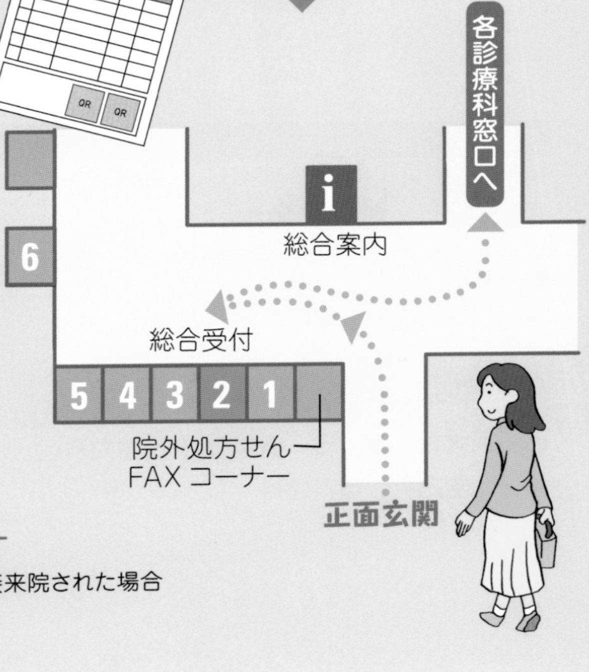

- 1 ▶ 自動支払機
- 2 ▶ 紹介状のある方
- 3 ▶ 紹介状のない方
- 4 ▶ 診断書・証明書
- 5 ▶ お支払い
- 6 ▶ お薬渡し口

初診時に選定療養費がかかります

※他の医療機関からの紹介状を持参されず直接来院された場合

医科 5,500 円　　歯科 3,300 円

03 各診療科

検査・処置等のある方

採血・採尿のある方

検査・処置等のない方

各受付窓口

1階
- Cカウンター
- [E] リハビリテーション部
- [11] 放射線部
- [14] 光学医療診療部

2階
- [21] 通院治療センター
- [22] 生理検査部門

D 中央採血室

8：00～16：00

診察予約時間の１時間前から受付可能です。採血・採尿終了後、診療科の受付をしてください。

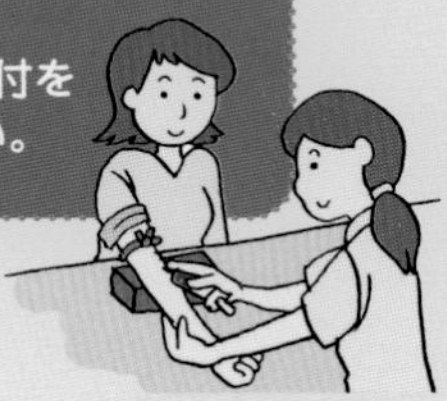

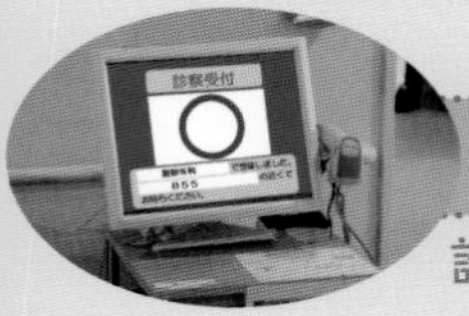

各診療科受付窓口（診察受付機）

診察予約時間の１時間前から受付可能です。受診する診療科ごとに受付が必要です。

1階

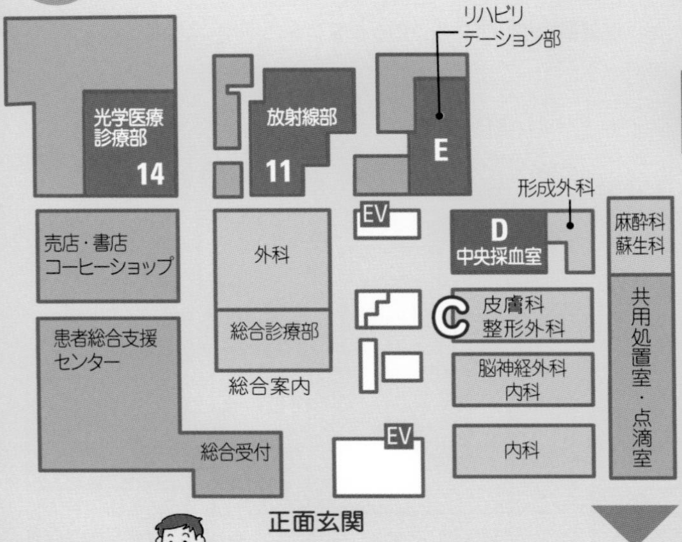

2階

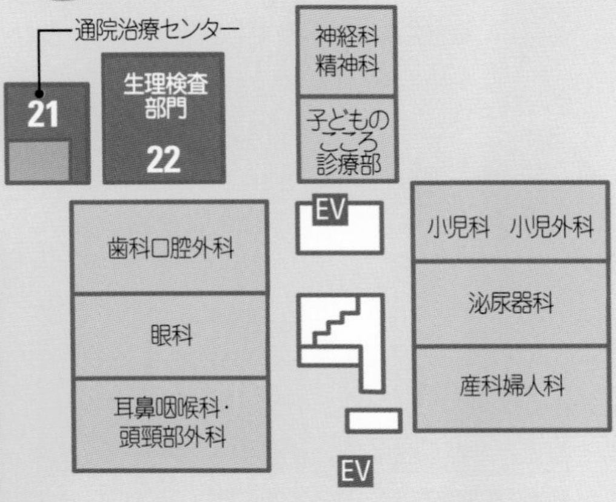

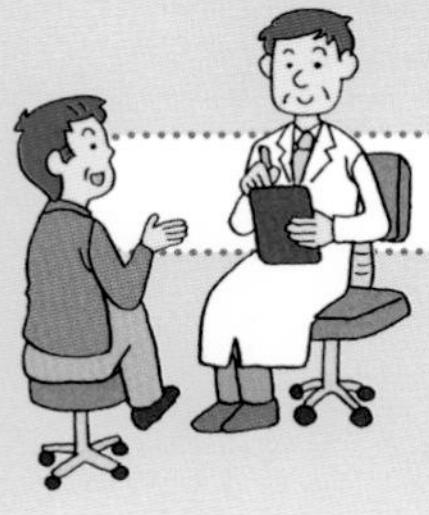

診　察

※診察後に検査等がある場合があります。

外来受診のご案内………診察 ▶ 料金計算 ▶ お薬 ▶ 精算 ▶ 帰宅

診　察

▼

04 料金計算

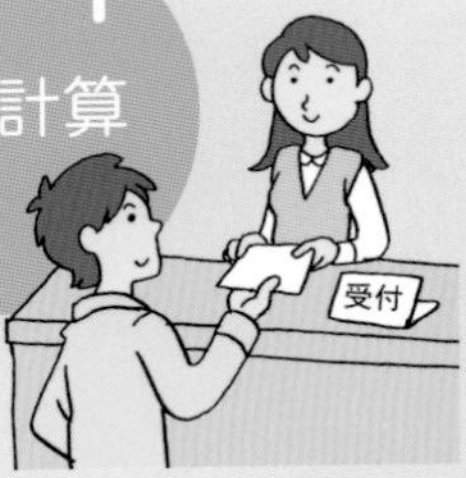

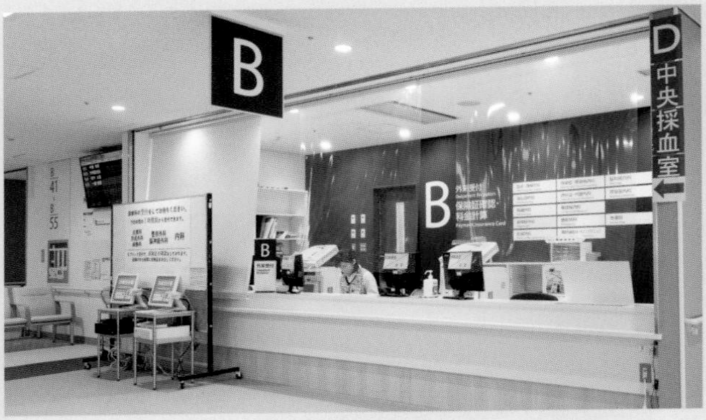

料金計算

各ブロック受付（8：30 ～ 17：00）

A ブロック：総合診療部、外科、子どものこころ診療部、リハビリテーション部、放射線部

B ブロック：内科、脳神経外科、整形外科、皮膚科、形成外科、麻酔科蘇生科

F ブロック：歯科口腔外科、小児科、小児外科、神経科精神科

G ブロック：耳鼻咽喉科・頭頸部外科、眼科、産科婦人科、泌尿器科

※どこのブロックでも料金計算が可能なため、混雑時は空いているブロック受付をご利用ください。

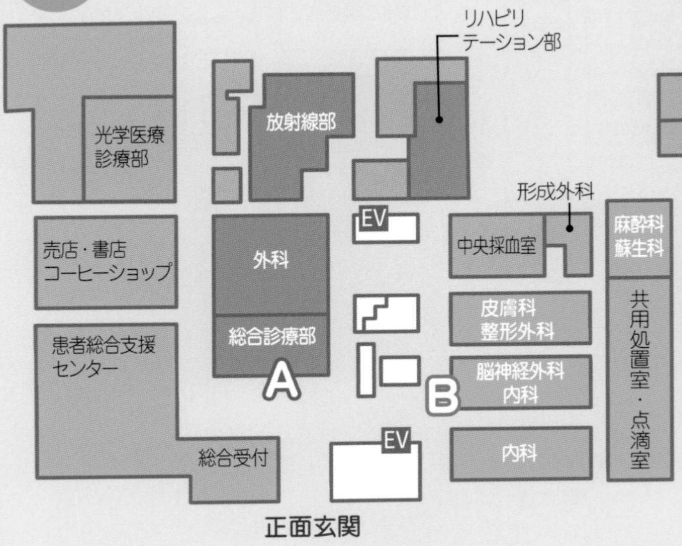

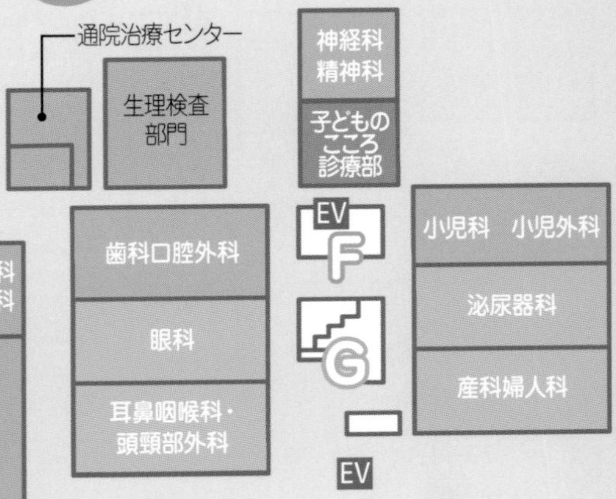

05 お薬

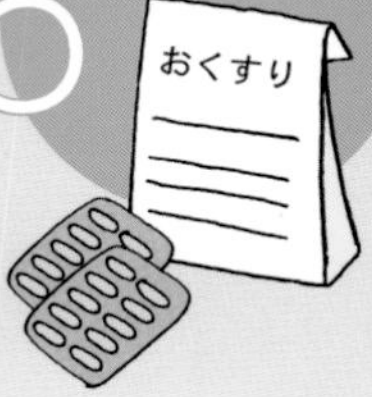

お薬のある方

院内処方
※お薬券は支払い後の領収書に付いています。

院外処方
院外処方せん
FAXコーナー
8：30～17：00

お薬のない方

06 精算

自動支払機1番または総合受付5番支払い窓口

※次回の予約がある方は予約票が領収書に付いています。

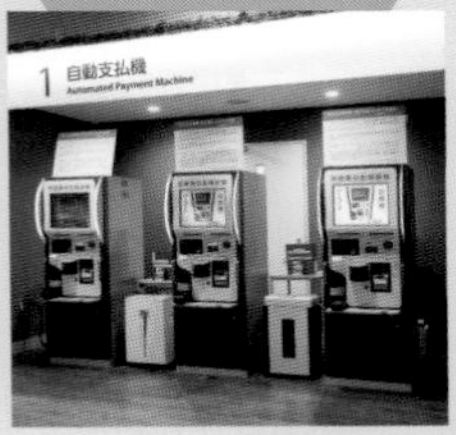

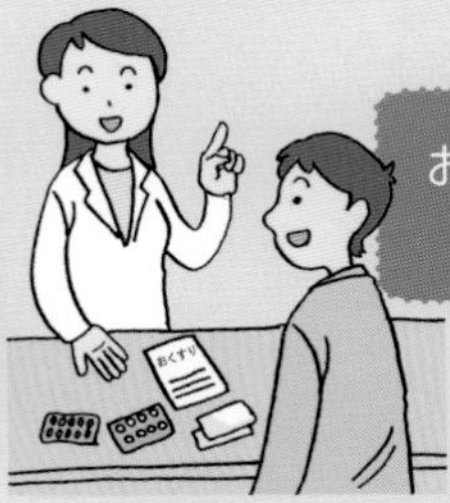

お薬渡し口6番窓口
8：40～17：00

院外薬局

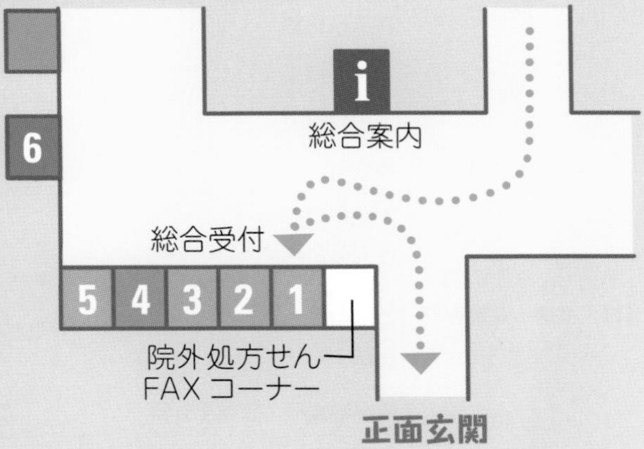

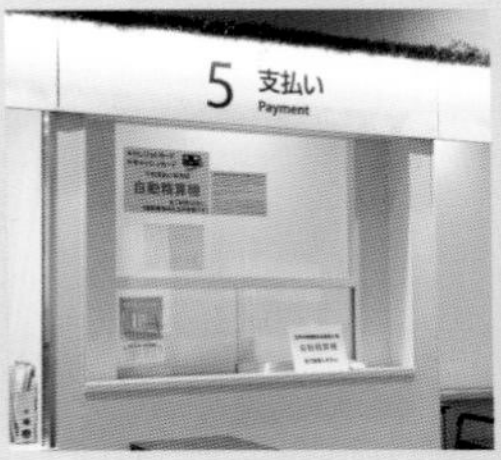

- 1▶ 自動支払機
- 2▶ 紹介状のある方
- 3▶ 紹介状のない方
- 4▶ 診断書・証明書
- 5▶ お支払い
- 6▶ お薬渡し口

07 帰宅

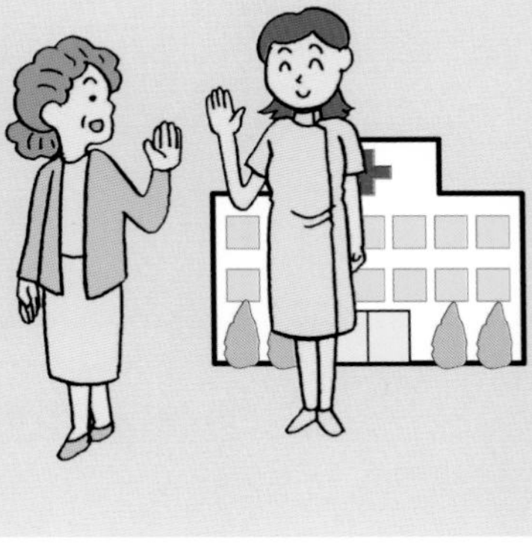

詳しくはこちらから▶

受診科のご案内

詳しくはこちらから▶

- ○は診察日です。
- 受診する診療科が分からない場合は、総合診療部の医師が対応いたします。
- 受診相談については患者相談窓口にて対応します。
- 医師が学会等に参加のため、休診になる場合があります。
- 予約制はまずはお電話でお申し込みください。
  TEL 0776-61-3111 (代表)

部門	診療科等	時間	月	火	水	木	金
内科部門	血液・腫瘍内科	午前	○		○	○	○
		午後		予約制			
	感染症・膠原病内科	午前			○	○	○
		午後		○	○	○	
	脳神経内科	午前	○	○	○	○	○
		午後	○			○	
	消化器内科	午前	○	○	○	○	○
		午後					
	内分泌・代謝内科	午前	○	○	○	○	○
		午後					
	呼吸器内科	午前	○	○	○	○	○
		午後					
	腎臓内科	午前	○	○	○	○	○
		午後					
	循環器内科	午前	○	○	○	○	○
		午後	○	○	○	○	○
	総合内科（総合診療部）	午前	○	○	○	○	○
		午後					
外科部門	一般外科	午前	○	○	○	○	○
		午後					
	消化器外科 ※消化器外科へのご紹介はできるだけ（火）（木）にお願いします。	午前	○	○	○	○	○
		午後					
	乳腺・内分泌外科	午前	○	○		○	○
		午後	○	○	○		○
	心臓血管外科	午前	○		○		○
		午後					
	呼吸器外科	午前	○		○	○	
		午後			○(隔週)		
	小児外科	午前					
		午後	○				
	泌尿器科	午前	○	○	○	○	○
		午後		○	○	○	○
感覚・皮膚・運動部門	皮膚科	午前	○	○	○	○	○
		午後	○			○	○
	形成外科	午前	○	○	○		
		午後				○	○
	整形外科 ※整形外科へのご紹介はできるだけ（火）（木）にお願いします。	午前	○	○	○	○	○
		午後	予約制				
	リハビリテーション科 ※各診療科からの依頼となりますので各診療科にご紹介ください。	午前	○	○	○	○	○
		午後			予約制		
	眼科	午前	○	○	○	○	○
		午後	○	○	○	○	○
	耳鼻咽喉科・頭頸部外科	午前	○		○	○	○
		午後	○		○	○	○
	歯科口腔外科	午前	○		○	○	
		午後					
成育・女性医療部門	小児科	午前	○	○	○	○	○
		午後	○	○	○	○	○
	産科婦人科	午前	○	○	○	○	○
		午後		○		○	○
脳・神経精神部門	神経科精神科	午前	予約制				
		午後					
	脳神経外科	午前	○		○	予約制	○
		午後					
	麻酔科蘇生科	午前	※各診療科からの依頼となりますので各診療科にご紹介ください。				
		午後					
総合診療部門	放射線科	午前	○	○	○	○	○
		午後	○	○		○	○
その他	子どものこころ診療部	予約制					
	セカンドオピニオン外来	予約制					
部門	診療科等	時間	月	火	水	木	金

専門外来のご案内

詳しくはこちらから▶

診療科等	専門外来	備考
脳神経内科	もの忘れ外来	予約制
遺伝診療部	遺伝カウンセリング外来	不定期
消化器内科	ピロリ外来	予約制
腎臓内科	腎移植・腎移植後外来	予約制
循環器内科	フットケア外来	毎週 水曜 午後
泌尿器科	女性泌尿器科外来	予約制
皮膚科	皮膚科 膠原病外来	予約制
	皮膚外科・腫瘍外来	予約制
	乾癬・アトピー性皮膚炎外来	予約制
	レーザー外来	予約制
	水疱症・皮膚遺伝性疾患外来	予約制
	接触皮膚炎外来	毎週 月曜 午後
整形外科	骨軟部腫瘍・骨系統疾患外来	予約制
	股関節・外傷外来	予約制
	関節リウマチ・上肢・足外来	予約制
	膝・肩・スポーツ外傷外来	予約制
整形外科 脳神経外科	脊椎脊髄ユニット外来	予約制
脳神経外科	ボトックス外来	予約制
総合診療部	禁煙外来	予約制
眼科	小児眼外来	毎週 月曜 午後
	緑内障外来	毎週 水曜 午前・午後
	糖尿病眼外来	毎週 金曜 午前
	黄斑外来	毎週 金曜 午後
	コンタクトレンズ外来	予約制
	ロービジョン外来	予約制
歯科口腔外科	顎顔面インプラント外来	予約制
	顎関節外来	予約制
がん診療推進センター	緩和ケア外来	予約制
	リンパ浮腫ケア外来	予約制
	がんゲノム外来	予約制
薬剤部 産科婦人科	妊娠と薬外来（※自由診療）	予約制

入院までの流れ

詳しくはこちらから▶

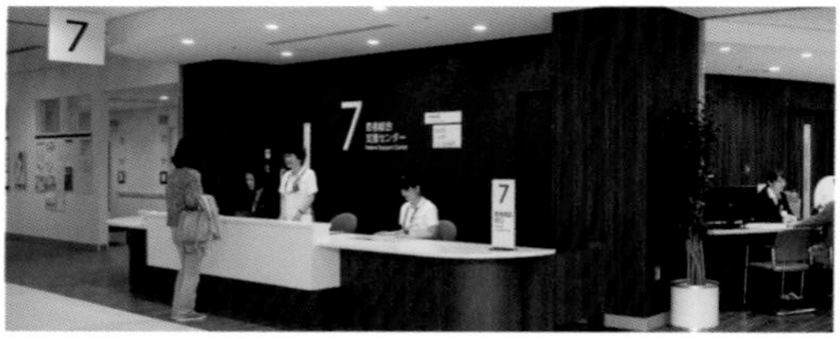

正面玄関から入って左に進んだ場所にある「患者総合支援センター」にて入院の手続き等を行います。

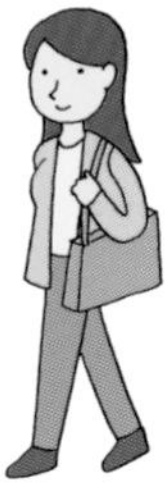

外来診療

入院予約

医師が入院期間や手術・治療内容について説明を行います。

↓

入院前の説明

場所:患者総合支援センター(入院支援)
入院手続き等の事前説明を行います。

↓

入院待ちの方

入院日時の連絡

入院前の説明の際に入院日時が未定の場合は、入院日時が決まり次第、病院より連絡いたします。

↓

入院日当日

入院受付

場所:患者総合支援センター(入院支援)
入院の手続き等を行います。

↓

入院時の説明

場所:患者総合支援センター(入院支援)
リストバンドの装着および入院に際しての説明を行います。

↓

入　院

入院病棟をご案内いたします。
入院後、担当薬剤師が面談いたします。

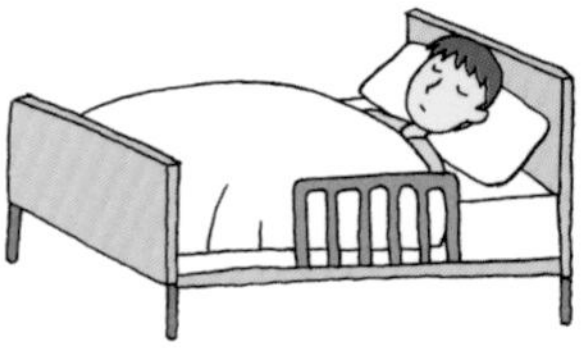

※入院は午後、退院は午前に行います。

特別室（個室）のご案内

詳しくはこちらから▶

快適でゆったりとした環境での入院生活を希望される方のために、充実した設備と療養環境を備えた特別室をご用意いたしました。ぜひご利用ください。
※病棟によっては、取り扱いのない病室がございます。

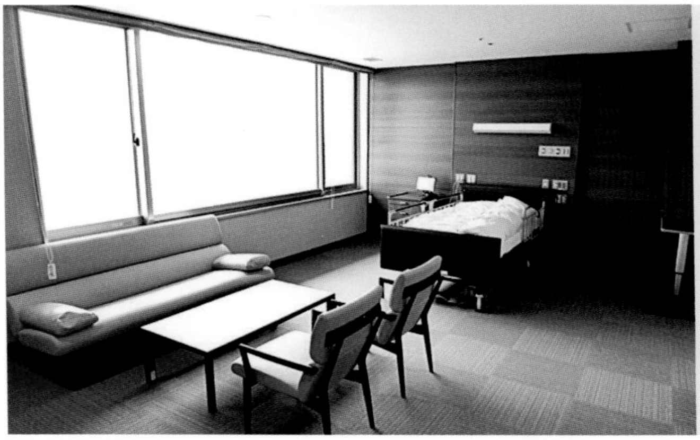

特別室A（2室）

【料金（1日につき）】22,000円（税込）
【面積】約39㎡

設備

- テレビ・冷蔵庫が無料でご使用できます。
- DVDをご覧になれます。
- 洗面台・トイレ・浴室がついています。
- ミニキッチン・電子レンジがあります。
- 応接セットを設置しております。
- ゆったりとした空間をご提供します。

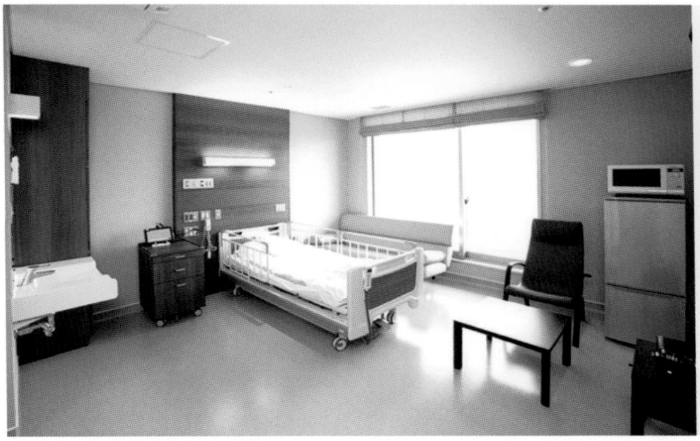

特別室B（4室）

【料金（1日につき）】16,500円（税込）
【面積】約24㎡

設備

- テレビ・冷蔵庫が無料でご使用できます。
- DVDをご覧になれます。
- 洗面台・トイレ・浴室がついています。
- 応接セットを設置しております。
- ゆったりとした空間をご提供します。

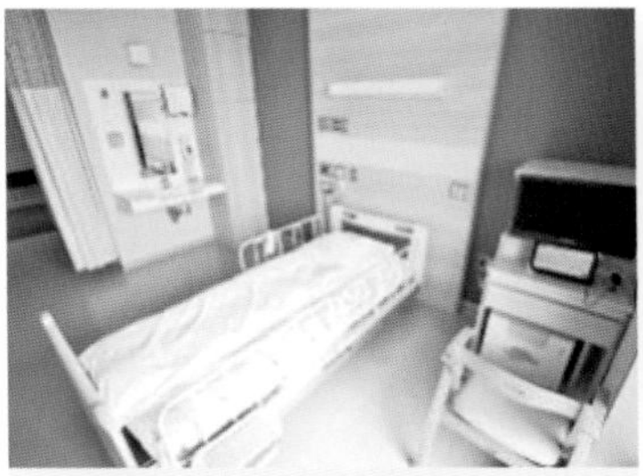

個室D（27室）

【料金（1日につき）】7,700円（税込）
【面積】約17㎡

設備

- 洗面台　●トイレ
- シャワーユニット
- テレビ・冷蔵庫（有料）

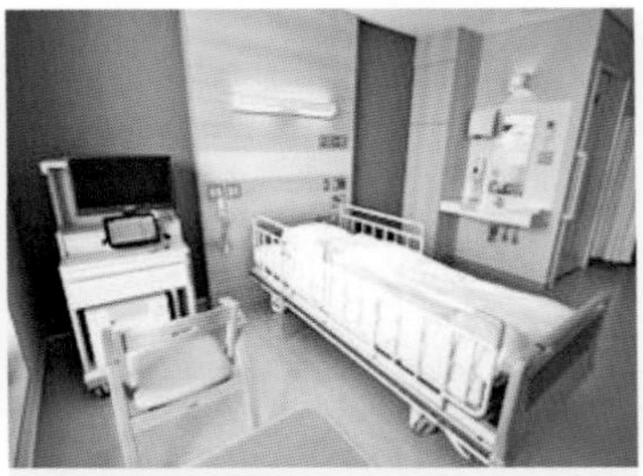

個室E（72室）

【料金（1日につき）】6,600円（税込）
【面積】約17㎡

設備

- 洗面台　●トイレ
- テレビ・冷蔵庫（有料）

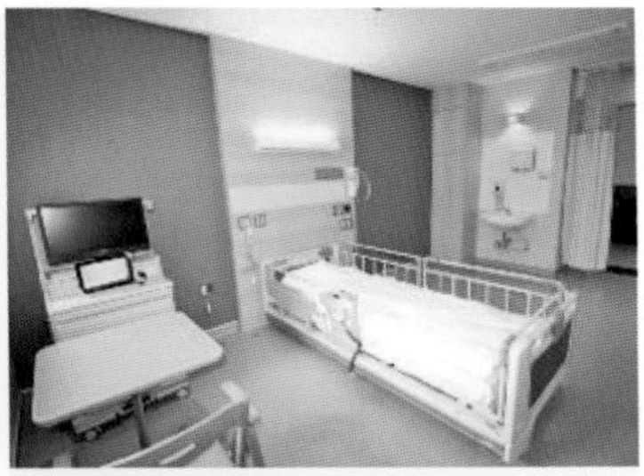

個室F（6室）

【料金（1日につき）】5,500円（税込）
【面積】約17㎡

設備

- 洗面台
- テレビ・冷蔵庫（有料）

各種診断書・証明書等

詳しくはこちらから▶

1階外来ホール「4診断書・証明書」窓口(平日8:30～17:00)にてお申込みください。作成には、2週間から20日程度のお時間をいただいておりますので、ご了承ください。

なお、申込者が患者ご本人以外の場合は、患者さんからの委任状が必要となります。

- 委任状の提出がない場合は、診断書等をお渡しできませんのでご注意願います。
- 代理人の方の身分を証明するもの（運転免許証、健康保険証など）をご持参ください。
- 当委任状に記載された個人情報は、診断書・証明書などの交付申請、受領にのみ利用いたします。

各種診断書・証明書料(各1通につき)

院内診断書		2,200円（税込）
各種証明書(入院・退院・通院・領収証明など)		2,200円（税込）
公費診断書	特定疾患	3,300円（税込）
	小児慢性特定疾患	2,750円（税込）
年金・後遺障害・手当認定等関係診断書		3,850円（税込）
死亡診断書(死体検案書)		3,300円（税込）
生命保険等診断書(入院証明、医療照会等)		5,500円（税込）

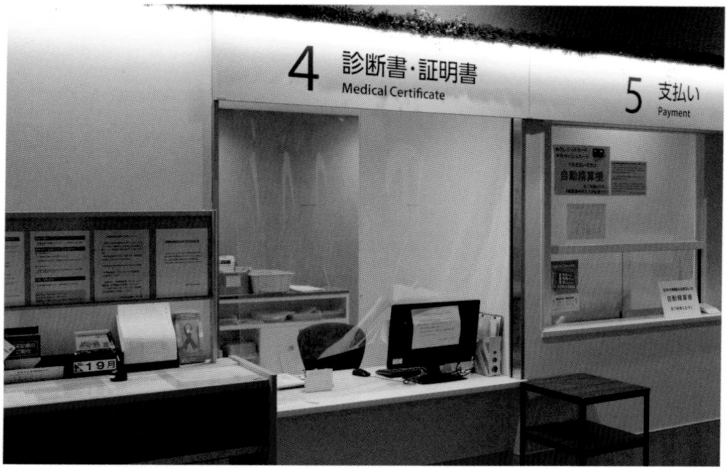

統計資料

職員数（令和3年4月1日現在）

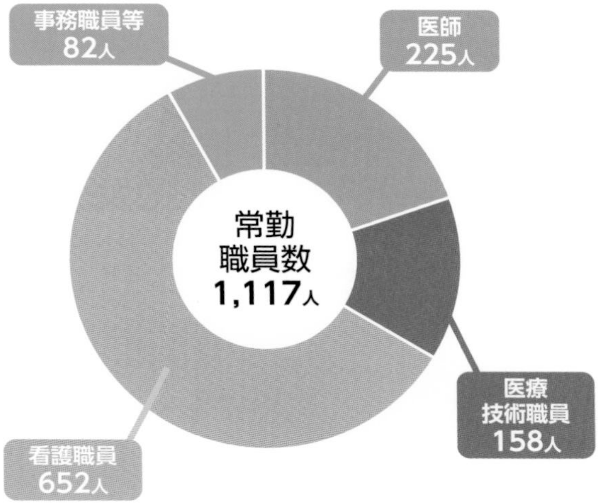

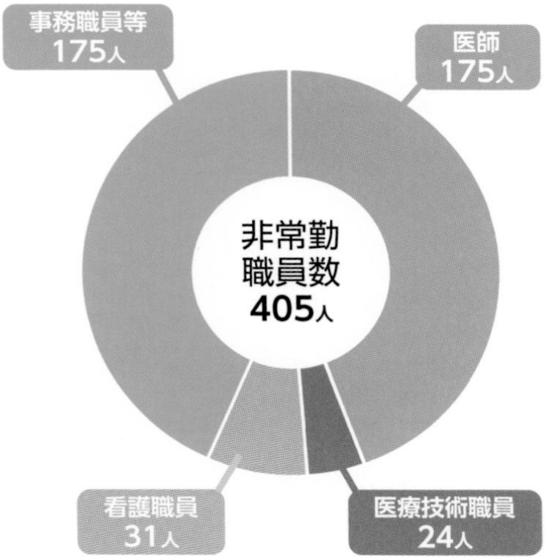

病床数・在院日数（令和元年度）

区分	一般病床	精神病床	合計
病床数	559床	41床	600床
平均在院日数	11.9日	56.9日	12.4日

年度別入院、外来および救急患者数

（人）

区分／年度	入院			外来			救急
	新入院患者数	延患者数	1日平均	新来患者数	延患者数	1日平均	
令和元年度	14,511	193,732	529	7,133	347,497	1,436	16,336
平成30年度	14,401	197,262	540	7,230	345,958	1,418	17,129

※外来：延患者数および1日平均は、入院中他科を含む。

交通案内

詳しくはこちらから▶

【福井駅方面⇔福井大学病院】

■京福バス

JR福井駅西口（1番のりば）発

福井大学病院行　約45分

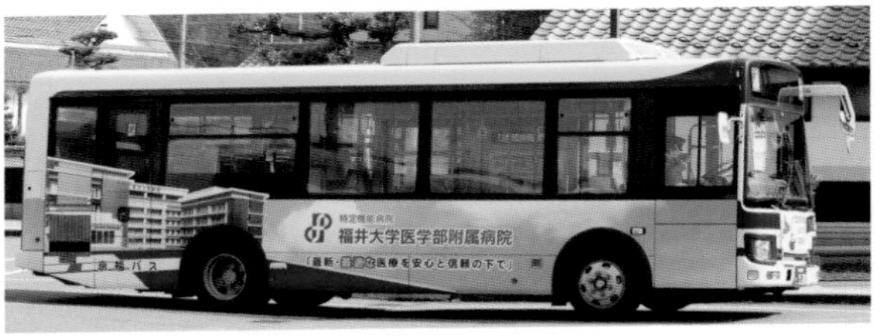

27 系統（平日のみ）　大学病院新田塚線

37 系統（平日のみ）　大学病院線

38 系統　大和田大学病院線

■電車

えちぜん鉄道（勝山永平寺線）松岡駅下車

各種バス乗り換え

【大野・勝山・永平寺町方面⇔福井大学病院】

■予約制乗合タクシー「げんき君」

病院に行きたいとき、電話でご予約いただくと、乗合タクシーが、ご自宅またはご自宅付近から病院まで送迎するサービスです。

> ご予約・お申込み
> 永平寺観光予約配車センター
> 電話:0120-203-425（午前8時00分～午後6時00分まで）
> 『げんき君』お願いしますとお電話ください。

【松岡地区⇔福井大学病院】

■松岡地区コミュニティバス

御陵コース（松岡駅経由）

松岡駅発　約15分～30分

【坂井市丸岡方面⇔福井大学病院】

■ぐるっと坂井コミュニティバス

鳴鹿ルート（丸岡バスターミナル・霞の郷経由）

霞の郷発　約30分

駐車料金について

詳しくはこちらから▶

当日受診された外来患者さん

ご入構から30分は無料

事前精算されると

4時間半まで100円

(以降1時間毎に100円が加算)

※事前精算の際、駐車券がないと割引できませんので、必ず院内に駐車券をご持参ください。

お見舞いなどの外来患者さん以外の方

ご入構から30分は無料

2時間 100円

(以降1時間毎に100円が加算)

※事前精算後は30分以内に出構してください。

当日受診された外来患者さんの割引方法

※屋外出構ゲートでは割引できませんので、必ず外来ロビー事前精算機で精算してください。

①入構ゲートで駐車券をとり、駐車場に入り、駐車枠内に駐車します。

②駐車券を院内に持参します。

■割引(当日受診された外来患者さんのみ)を受けるためには駐車券と診察券が必要です。

③診察・検査を受け、診療費を払います。

④駐車券の割引手続き、精算をします。

■外来ロビー設置の事前精算機で精算をします。

◆割引及び精算方法

1．事前精算機に駐車券と診察券を挿入してください。

⬇

2時間100円が4時間半まで100円に割引になります。

2．割引後の料金をお支払ください。

精算後の駐車券を必ずお持ちください。

⑤駐車場を出ます。

■出構ゲートで精算済み駐車券を挿入し駐車場を出ます。

事前精算後は30分以内に出構してください。

病気と治療の解説

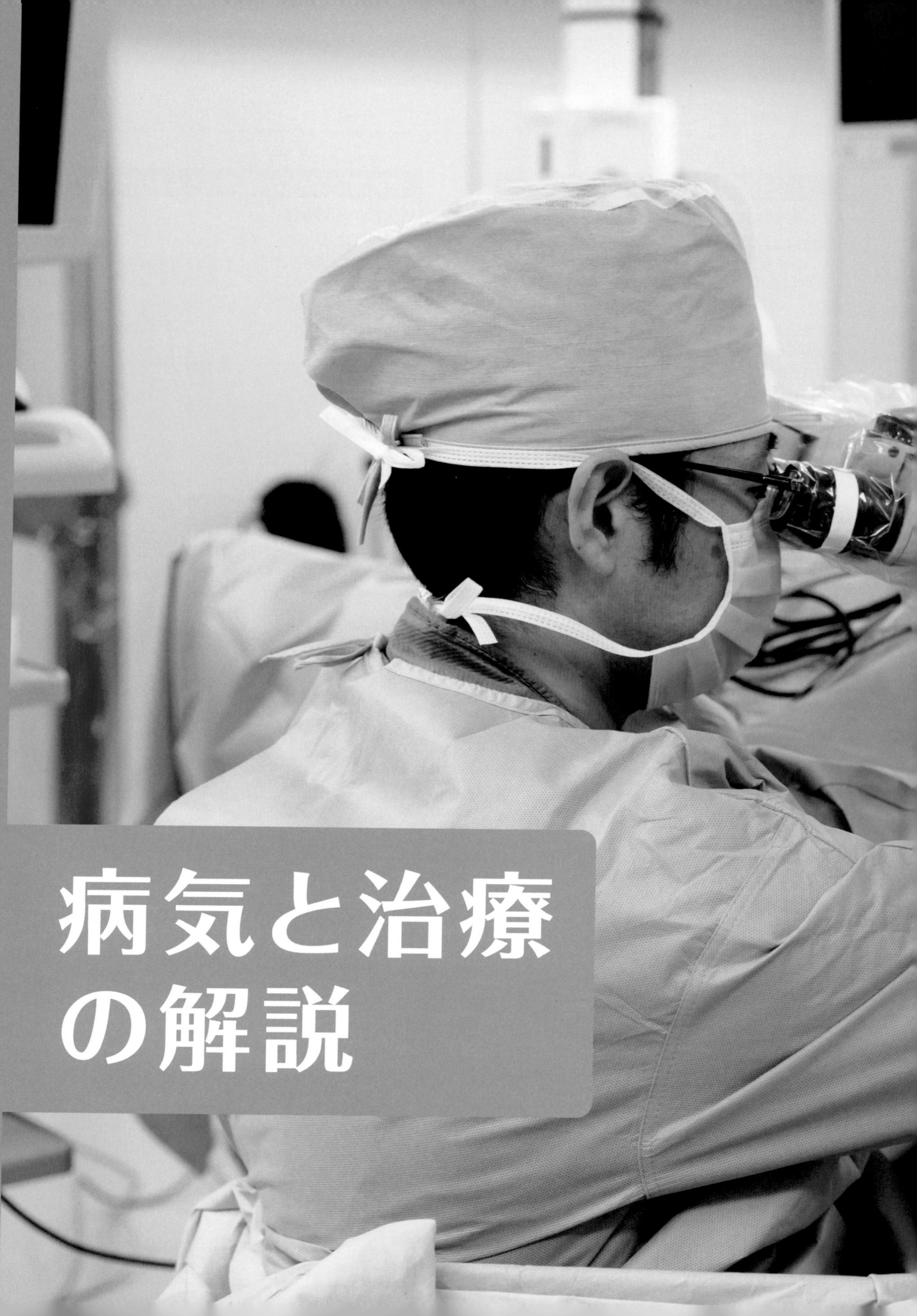

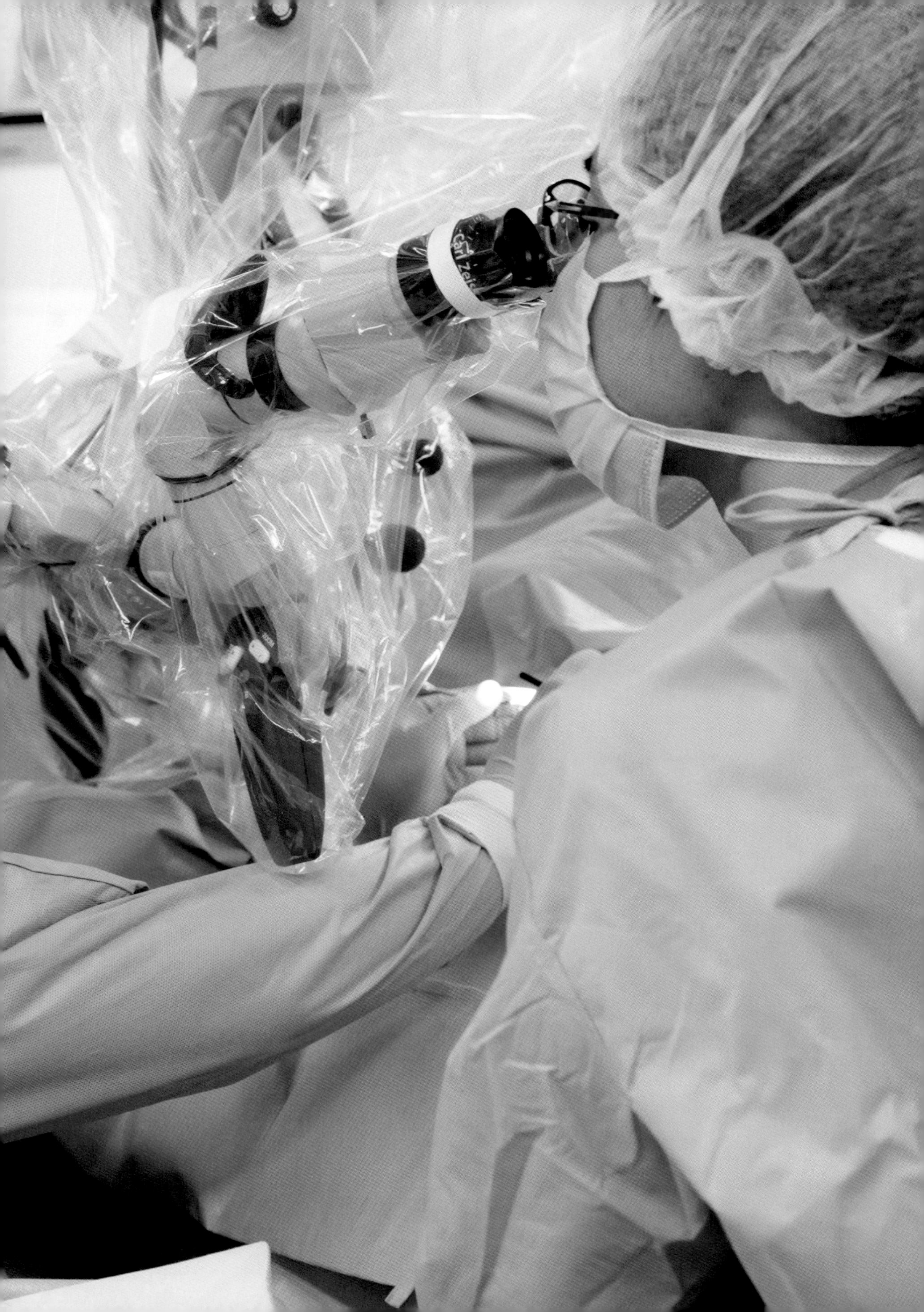

Index

病気と治療の解説では、
「多い病気」「こわい病気」「得意な病気」のカテゴリーに分けて、
病気の **症状・検査・治療** などについて、わかりやすく説明しています。

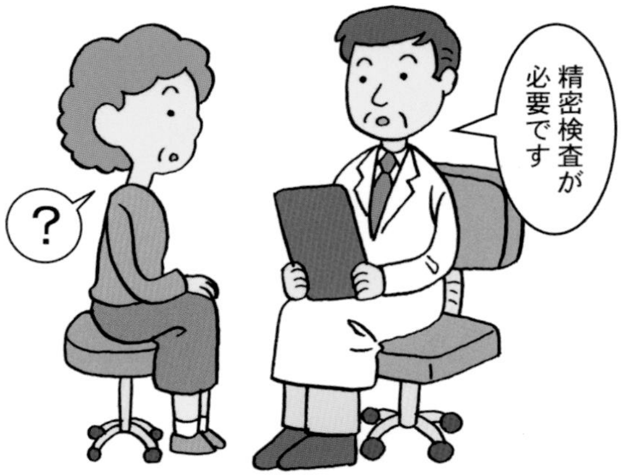

※掲載している平均治療費などのデータは、当院の年間データを参考に独自に算出したものであり、状況によって異なります。

多い病気

当院の年間の患者さんが約2,000～7,000人など、特に高齢者に多い病気です。

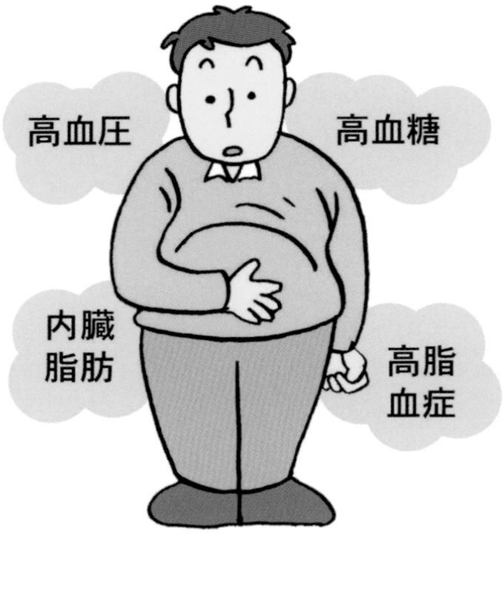

こわい病気

早期発見が大事な、命にかかわる病気10疾患をあげました。

40　肺がん
41　膵臓がん
42　肝細胞がん
43　白血病
44　胃がん
45　大腸がん
46　狭心症・心筋梗塞
47　大動脈瘤・解離
48　脳卒中
49　脳腫瘍

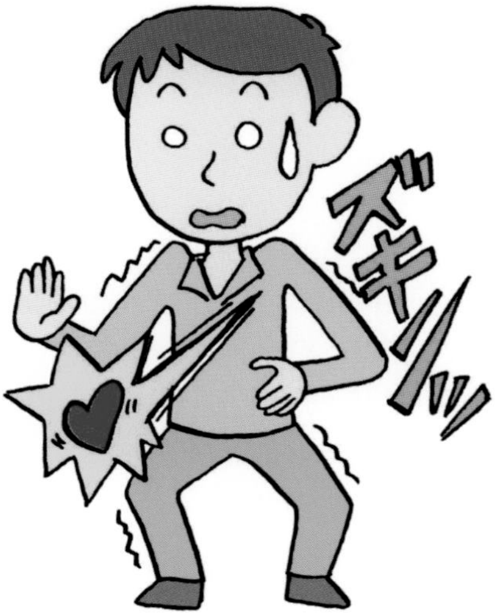

得意な病気

近年増えている病気や、難しい10疾患をあげました。

50　新型コロナウイルス感染症
51　HIV感染症
52　乳がん
53　前立腺がん
54　子宮がん
55　胃潰瘍
56　潰瘍性大腸炎・クローン病
57　慢性腎臓病
58　パーキンソン病
59　うつ病

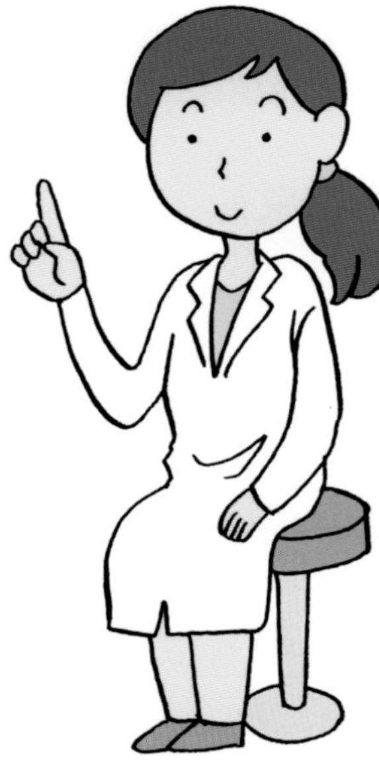

高血圧《こうけつあつ》・糖尿病《とうにょうびょう》

高血圧
【年間患者数】約 7,180 人
糖尿病
【年間患者数】約 6,610 人

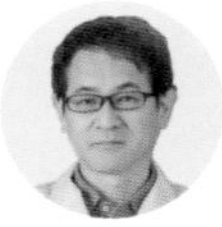

内分泌・代謝内科
科長・診療教授
此下《このした》 忠志《ただし》

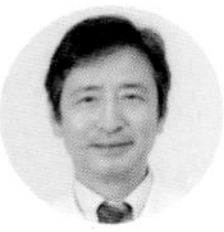

腎臓内科
科長・教授
岩野《いわの》 正之《まさゆき》

高血圧　糖尿病

詳しくはこちらから▶

1 高血圧とは

くり返しの測定で、最高血圧が140mmHg以上、あるいは最低血圧が90mmHg以上であれば、高血圧と診断されます。

合併症には、動脈硬化、脳卒中、心筋《しんきん》梗塞《こうそく》、腎硬化症《じんこうかしょう》、眼底出血があります。

2 高血圧の治療

高血圧の治療には、1．薬物療法（降圧薬）、2．生活習慣の修正があります。

生活習慣の修正では、①塩分制限、②野菜や果物の摂取とコレステロールや飽和脂肪酸の制限、③減量、④運動、⑤アルコール制限、⑥禁煙が挙げられます。

3 糖尿病とは

糖尿病には2種類あり、体質によって糖尿病になる1型糖尿病と、生活習慣病といわれる2型糖尿病に分かれます。ほとんどは、2型糖尿病です。

合併症には、目、腎臓、神経に現れるものと動脈硬化による心筋梗塞、脳梗塞《のうこうそく》などがあります。

4 糖尿病の治療

治療は、1．食事療法、2．運動療法、3．薬物療法があります。

血糖をコントロールして目標値をめざします。

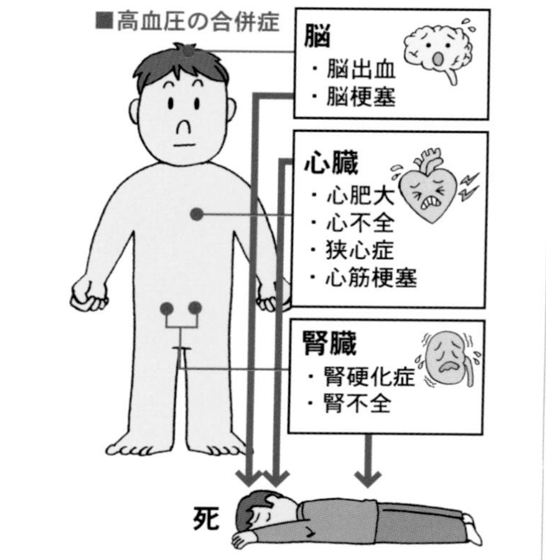

図1　高血圧症から起こる病気

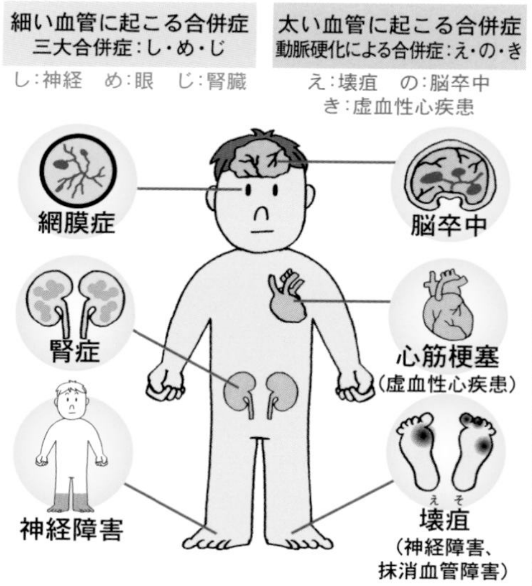

図2　糖尿病の合併症

メタボリックシンドローム

メタボリックシンドローム
【年間患者数】約 3,350 人
脂質異常症
【年間患者数】約 5,240 人

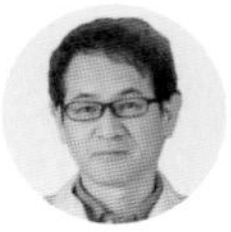
内分泌・代謝内科
科長・診療教授
此下《このした》 忠志《ただし》

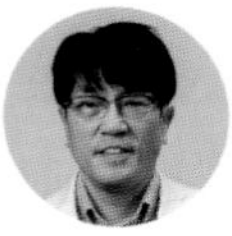
循環器内科
科長・教授
夛《た》田《だ》 浩《ひろし》

詳しくはこちらから▶

1 メタボリックシンドロームとは

メタボリックシンドロームとは、内臓脂肪型肥満に加えて、高血糖・高血圧・脂質異常症のうち２つ以上の症状がある状態です。

2 心筋梗塞や脳卒中のリスク

メタボリックシンドロームの頻度《ひんど》は、年代とともに増加していきます。また、メタボリックシンドロームの人は、心筋梗塞《しんきんこうそく》に2.4倍、脳卒中に1.7倍なりやすいことが分かっています。

3 生活習慣の見直し

●内臓脂肪は、たまりやすい反面、燃えやすいので、運動を習慣にしましょう。
●間食を減らすか止める。特に空腹を紛らわすために甘いものを食べると、脂肪をためるもとになります。
●夕食と寝るまでの間を適度にとってください。
●巷《ちまた》にあふれている高脂肪食は控えてください。
●ストレスを抱え込まないようにしましょう。

内臓脂肪蓄積

腹囲（へそ周り）
男性　85ｃｍ以上　女性　90ｃｍ以上
＊内臓脂肪面積 100 ㎠以上に相当

以下の項目のうち２項目に該当

✚

脂質異常	高血圧	高血糖
中性脂肪 150 ㎎／ｄℓ以上 または HDL コレステロール 40 ㎎／ｄℓ未満	収縮期（最高）血圧 140 ㎜ Hg 以上 または 拡張期（最低）血圧 90 ㎜ Hg 以上	空腹時 110mg ／ｄℓ以上

図１　メタボリックシンドローム診断基準

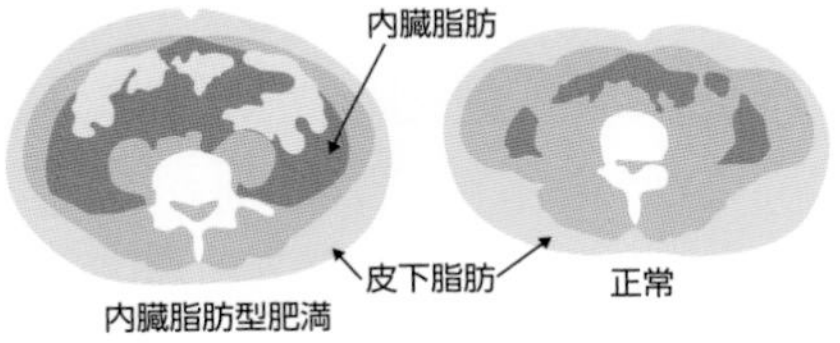

図2　腹部の断層図

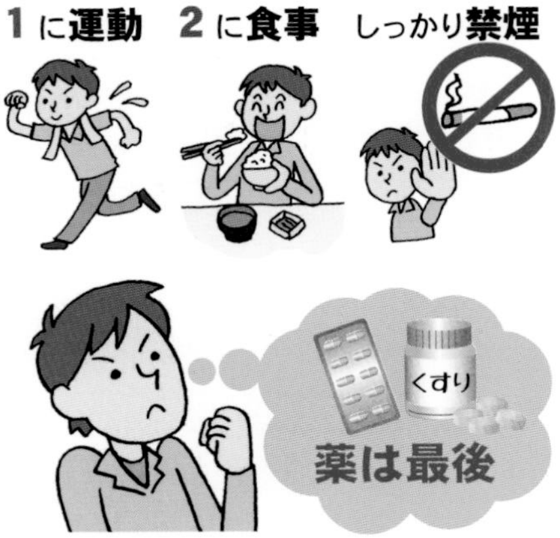

図3　治療のためには

肺炎《はいえん》

【年間患者数】約 2,770 人

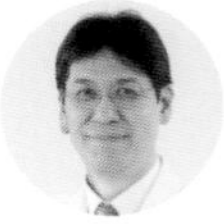
呼吸器内科
科長・教授
石塚《いしづか》 全《たもつ》

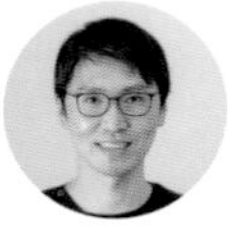
呼吸器内科
副科長・講師
梅田《うめだ》 幸寛《ゆきひろ》

詳しくはこちらから▶

1 肺炎とは

肺炎とは、細菌やウイルスなどの感染によって生じる肺の炎症を指します。

かぜ（症候群）は、口や鼻からのどまで（上気道）の急性感染症で、それよりも先の気管（下気道）で起こるのが肺炎です。

2 肺炎の原因

かぜの原因は、80～90%がウイルスです。

肺炎のほとんどは、細菌が原因です。さまざまな原因菌がみられますが、最も多いのが、肺炎球菌です。

かぜ、誤嚥《ごえん》（食物などが気管に入ってしまうこと）によって、細菌がのどや気管支を通って肺の末端である肺胞に達すると、肺炎になります。

3 症状

かぜは数日で軽くなりますが、1週間以上、咳《せき》や発熱が続く、息が苦しい、息を吸ったときに胸が痛いなどの症状があれば肺炎を疑います。

高齢者は、症状が出にくいことがあります。

4 治療

通常のかぜであれば、安静などによって数日～1週間程度で自然に治ります。

肺炎は、抗菌薬の投与が必要となります。

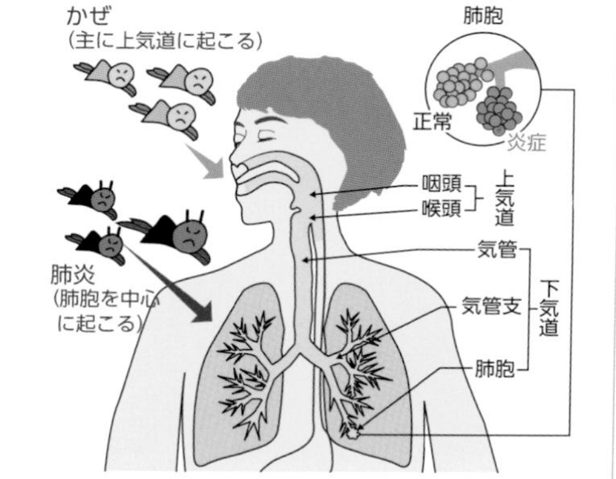

図1　かぜと肺炎の違い

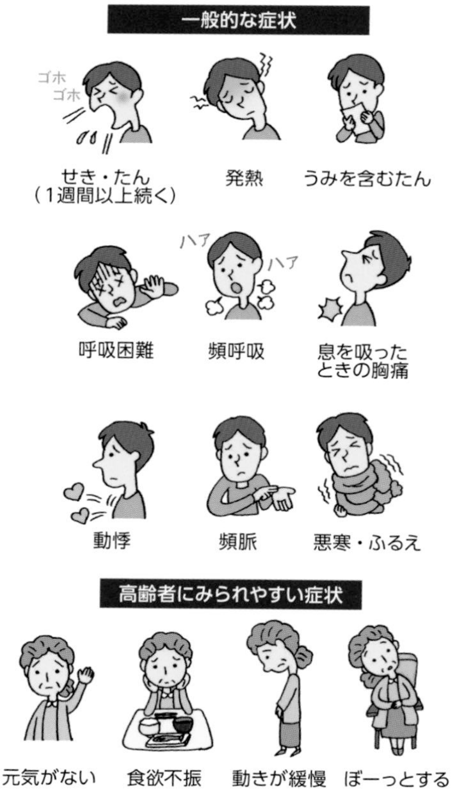

図2　肺炎の症状

不整脈《ふせいみゃく》・心房細動《しんぼうさいどう》

【年間患者数】約 3,020 人

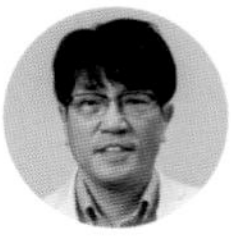
循環器内科
科長・教授
夛田《ただ》 浩《ひろし》

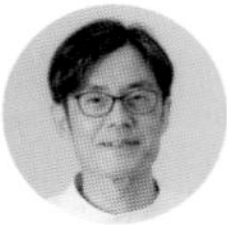
循環器内科
副科長・准教授
宇随《うずい》 弘泰《ひろやす》

詳しくはこちらから▶

1 不整脈とは

脈を打つとは、心臓の上の方にある「洞結節《どうけっせつ》」というところで電気がつくられ、電気の通り道「伝導路」を通って全体に流れ、心臓の筋肉が収縮することです。

不整脈は、脈の打ち方が乱れることを意味します。

この中には異常に速い脈（頻脈《ひんみゃく》）や遅い脈（徐脈《じょみゃく》）が含まれます。

2 こわい不整脈

「何もしていないのにふうっとする」「急に意識がなくなる。つまり、失神する」タイプは最も危険です。

次に「脈拍数が1分間40以下で、体を動かすときに、強い息切れを感じる」。このときは脈が遅くなりすぎて、心不全を起こしている可能性があります。

一方、年をとると10人に1人くらいの割合で「心房細動《しんぼうさいどう》」といって、心房の中で電気が空回りして、脈がバラバラに打つようになります。心房細動自体は死に至る病気ではありませんが、大きな脳梗塞《のうこうそく》を起こす可能性があります。

3 治療

●頻脈：カテーテルアブレーション
●徐脈：ペースメーカ
●薬

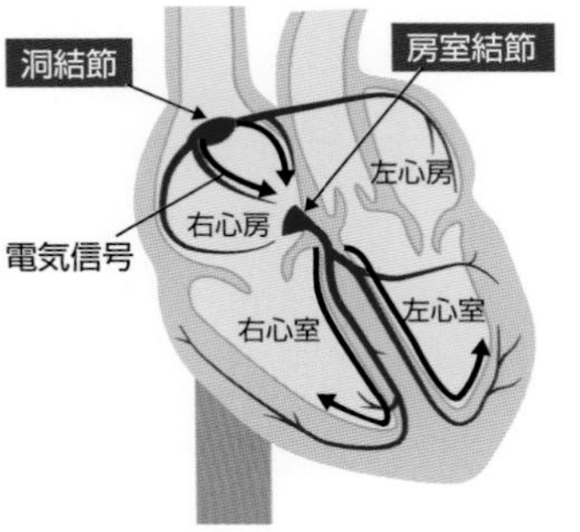

図１　心臓での電気の伝わり方

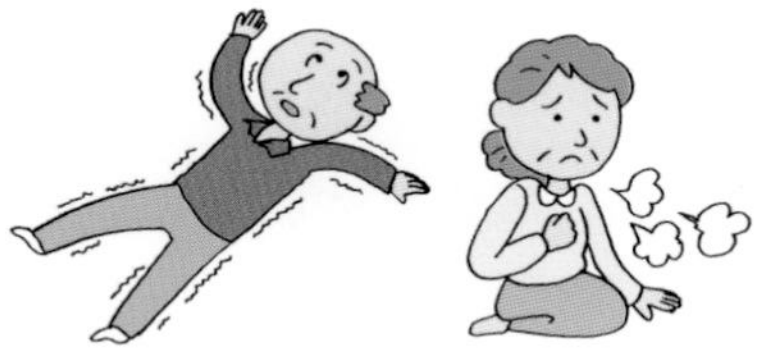

図２　こわい不整脈

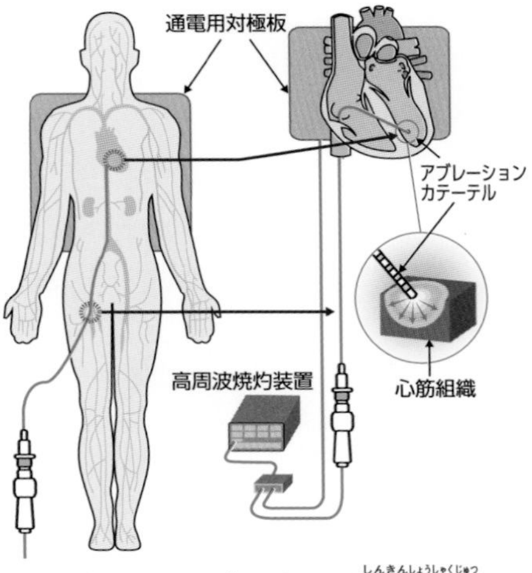

図３　カテーテルアブレーション（心筋焼灼術《しんきんしょうしゃくじゅつ》）
カテーテルという細い管を血管から心臓に入れて、不整脈の原因となる異常な回路や興奮を発生させている部位を焼灼して消滅させる治療法です

認知症《にんちしょう》

【年間患者数】約 1,470 人

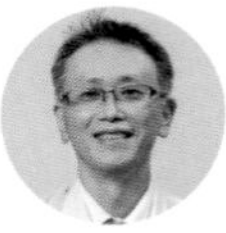

脳神経内科
科長・診療教授
濵野《はまの》 忠則《ただのり》

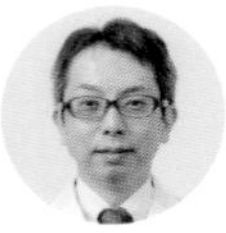

脳神経内科
副科長・講師
井川《いかわ》 正道《まさみち》

詳しくはこちらから▶

1 認知症とは

認知症を起こす病気には、たくさんの種類があります。アルツハイマー型認知症、血管性認知症、レビー小体型《しょうたいがた》認知症、前頭側頭型《ぜんとうそくとうがた》認知症、ほかにも正常圧水頭症や甲状腺の病気といった適切な治療によって治るものもあります。

2 認知症の頻度

認知症を発症している人は、80歳以上で20%、85歳を超えると40%と高くなり、年齢とともに急速に増えていきます。

3 症 状

- 中核症状：記憶障害、見当識*障害、理解・判断力の低下、実行機能の低下など。
- 行動・心理症状：うつ状態や妄想、日常生活への適応が困難になる。
- 身体症状：運動麻《ま》痺《ひ》、言語障害、排尿障害など。

＊見当識：年月・時刻、場所の把握

4 生活習慣病の管理

生活習慣病の管理（食事・運動・薬）が、アルツハイマー型認知症の予防対策になり、健康寿命を延ばすことにつながります。

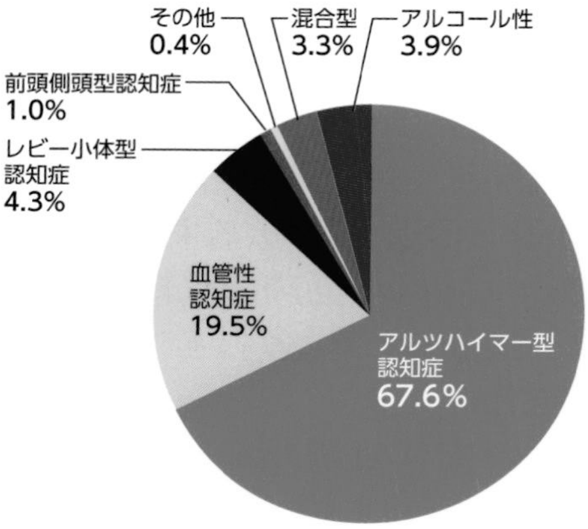

図１　認知症の主な原因疾患（N=978）
「朝田 隆（筑波大学 医学医療系臨床医学域）、都市部における認知症有病率と認知症の生活機能障害への対応、平成24（2012）年度」（厚生労働研究成果データベース閲覧システム https://mhlw-grants.niph.go.jp/system/files/2012/123021/201218011B/201218011B0007.pdf）をもとに作成

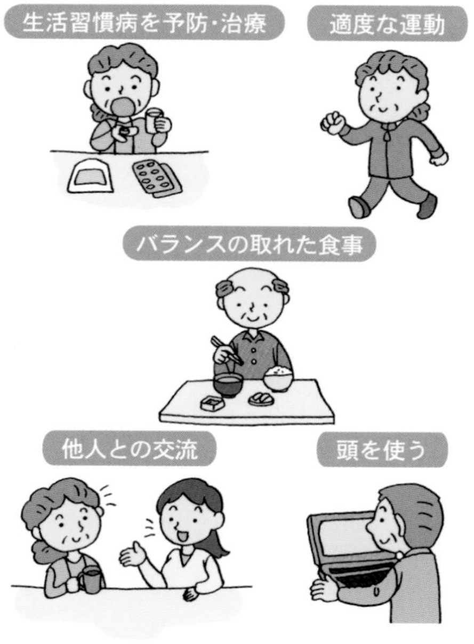

図２　認知症予防５つのポイント

骨粗《こつそ》しょう症《しょう》

【年間患者数】約 2,480 人

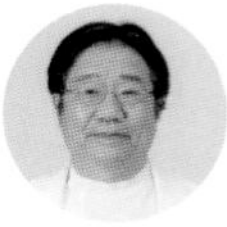

整形外科
科長・教授
松峯《まつみね》 昭彦《あきひこ》

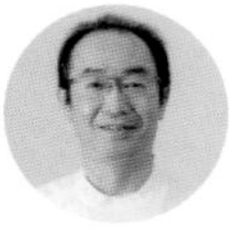

整形外科
副科長・講師
大木《おおき》 央《ひさし》

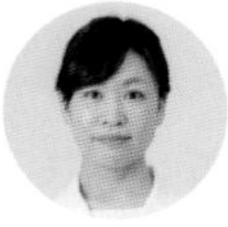

整形外科／リハビリテーション科
助教
髙橋《たかはし》 藍《あい》

詳しくは
こちらから▶

1 骨粗しょう症とは

骨粗しょう症とは、骨の強度が低下してもろくなり、骨折しやすくなる病気です。

骨の強度が低下する主な要因としては、女性ホルモンであるエストロゲンの欠乏(閉経)、加齢、運動不足などの生活習慣の3つが考えられます。そのほか、糖尿病などの内分泌疾患が誘引となることもあります。

2 症状

骨粗しょう症は、自覚症状がほとんどありません。一番問題となるのは、転倒やくしゃみなどのわずかな衝撃でも骨折しやすくなることです。

3 検査・診断

- ●骨密度の測定：DEXA(デキサ)法、MD法
- ●超音波測定法：QUS法
- ●骨代謝マーカー検査

骨密度の結果と、骨折の有無によって診断します。

4 治療

薬物治療を行います。

- ●骨吸収※を抑制する薬
- ●骨の形成を促進する薬
- ●その他

薬物治療とともに、食事・運動療法も行います。

※骨吸収：古い骨が壊されること

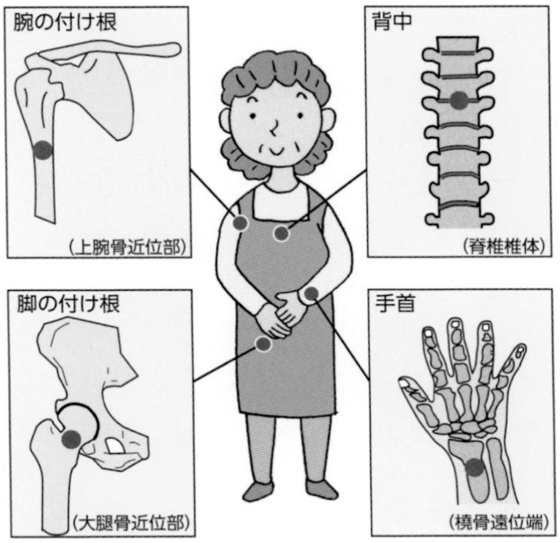

図1 骨粗しょう症になって骨折しやすい部位

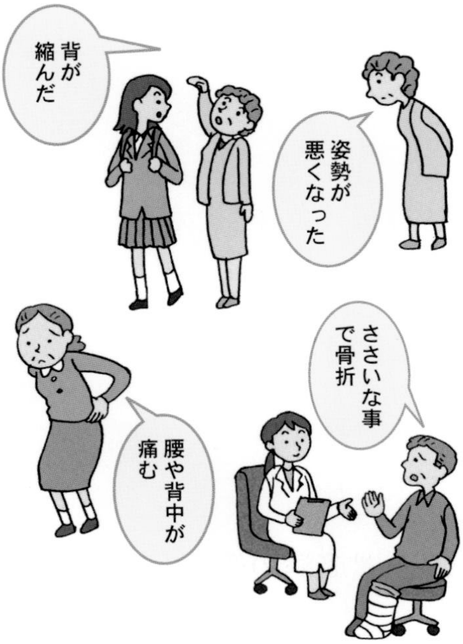

図2 骨粗しょう症の症状チェック

白内障《はくないしょう》

【年間患者数】約 3,200 人

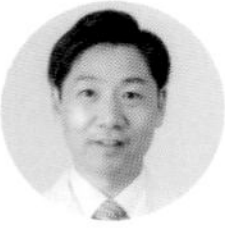

眼科
科長・教授
稲谷《いなたに》 大《まさる》

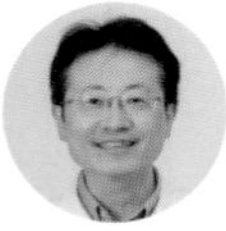

眼科
副科長・准教授
髙村《たかむら》 佳弘《よしひろ》

詳しくはこちらから▶

1 白内障とは

白内障とは、水晶体が混濁することで視力の低下をきたす目の病気です。眼球をカメラに例えると、レンズが濁った状態です。

原因の90%以上は加齢です。70歳代の80%以上が罹患《りかん》していると考えられ、誰もが発症する可能性のある目の老化現象ともいわれます。

2 症 状

視界全体がぼやける、かすむ、まぶしい、二重に見える、暗いところで見えにくいなどの症状があります。

3 検査・診断

視力低下の症状が現れた場合には、近視や遠視、乱視といった屈折異常やほかの眼疾患でないかを確認することが重要です。

視力、屈折、眼圧、眼底の検査や、細隙灯顕微鏡《さいげきとうけんびきょう》、角膜内皮細胞検査を行います。

4 治 療

手術（超音波乳化吸引術）＋眼内レンズ挿入を多く行っています。

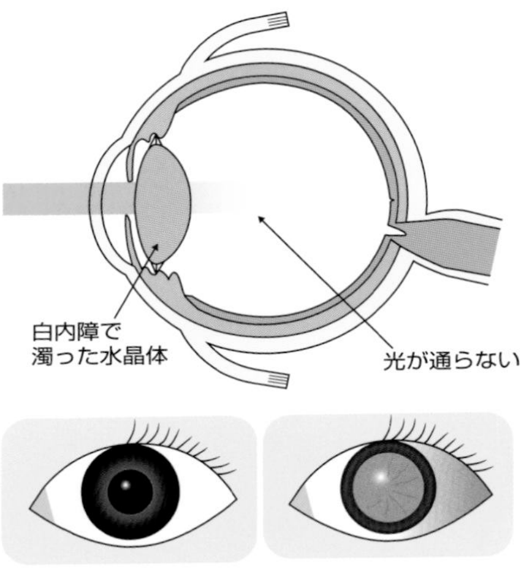

図１　白内障で見えない理由

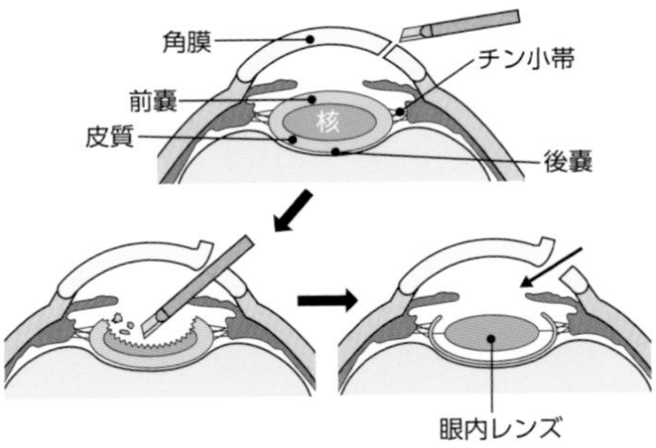

図２　超音波乳化吸引術
小さな切開部から超音波プローブを挿入して、濁った水晶体を砕いて吸引します。もとの水晶体があった場所に眼内レンズ（人工の水晶体）を挿入します

腰痛《ようつう》

【年間患者数】約 5,260 人

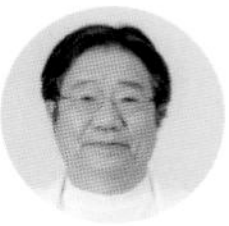
整形外科
科長・教授
松峯《まつみね》 昭彦《あきひこ》

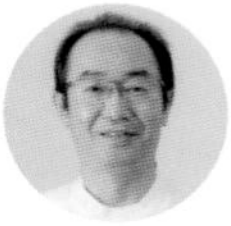
整形外科
副科長・講師
大木《おおき》 央《ひさし》

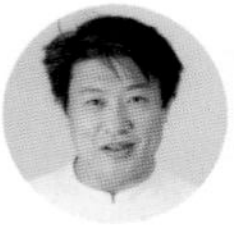
整形外科
講師
中嶋《なかじま》 秀明《ひであき》

詳しくは
こちらから▶

1 腰痛の原因

国内で腰痛の人は約3,000万人いると推計されています。

以下は、腰痛の原因となる代表的な疾患です。

●腰部脊柱管狭窄症《ようぶせきちゅうかんきょうさくしょう》
高齢者に多い、前かがみで楽になる

●腰椎椎間板《ようついついかんばん》ヘルニア
若い世代、前かがみで痛みが増強

●腰椎すべり症
歩いたときの足の痛み・しびれ

●腰部変形性脊椎症《ようぶへんけいせいせきついしょう》
無理をすると腰痛が起きる、動き始めに症状が出る

2 腰痛が起こる体の病気

●泌尿器の病気
尿路結石、膀胱炎《ぼうこうえん》、腎盂腎炎《じんうじんえん》

●消化器の病気
胃十二指腸潰瘍《いじゅうにしちょうかいよう》、胆石、膵炎《すいえん》

●婦人科の病気
卵巣嚢腫《らんそうのうしゅ》、卵巣捻転《らんそうねんてん》、子宮外妊娠

●血管の病気
腹部大動脈瘤《ふくぶだいどうみゃくりゅう》・解離

●皮膚の病気
帯状疱疹《たいじょうほうしん》

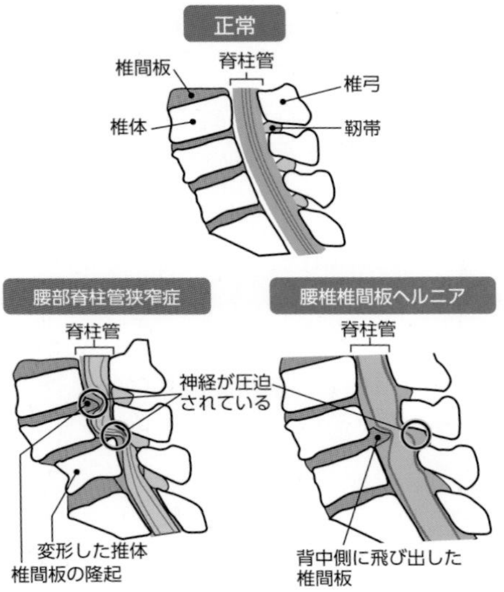

図１　腰部脊柱管狭窄症、腰椎椎間板ヘルニア

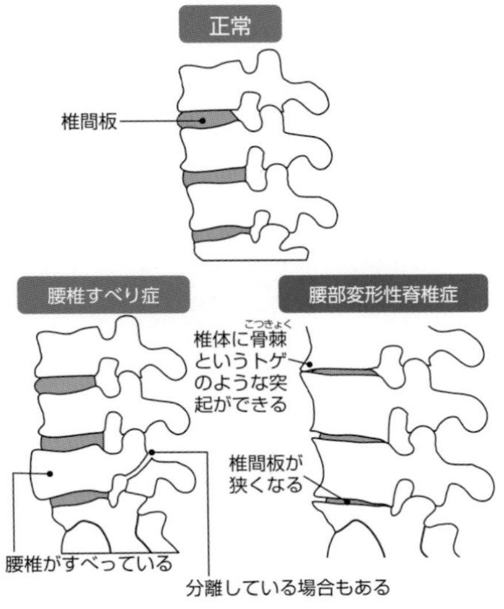

図２　腰椎すべり症、腰部変形性脊椎症

花粉症《かふんしょう》

【年間患者数】約 410 人

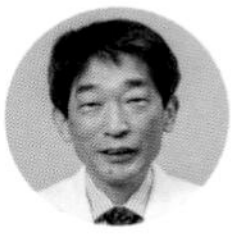

耳鼻咽喉科・頭頸部外科
科長・教授
藤枝《ふじえだ》 重治《しげはる》

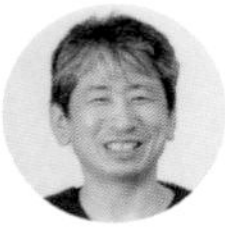

耳鼻咽喉科・頭頸部外科
副科長・准教授
成田《なりた》 憲彦《のりひこ》

詳しくはこちらから▶

1 花粉症とは

花粉症とは、植物の花粉が原因で生じる季節性アレルギー性疾患の総称です。

国民のおよそ40%が花粉症と推測されています。

2 原因と時期

原因となる植物は、スギやヒノキ、イネ、ヨモギ、カモガヤ、ブタクサ、シラカンバなどです。

スギの場合は２月から、ヒノキの場合は４月から、イネの場合は５～６月にかけて流行します。

3 症 状

花粉症の主な症状は、くしゃみ・鼻水・鼻づまりです。

花粉が目に入ると、目のかゆみ・充血・流涙《りゅうるい》が現れます。

皮膚に乾燥やかゆみがある場合は、アトピー性皮膚炎などを合併している可能性があります。

4 治 療

まず、マスク装着による原因物質の回避が重要です。

内服薬（抗ヒスタミン薬など）、鼻噴霧用ステロイド薬で治療を行います。

長期のアレルゲン舌下免疫療法を行うこともあります。

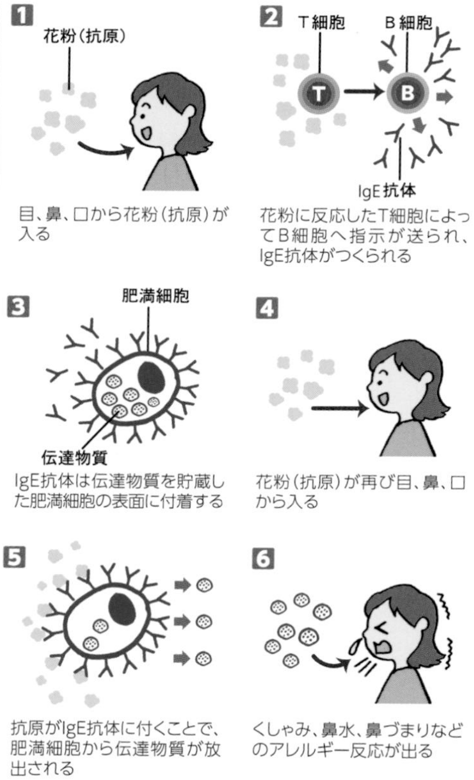

図１　アレルギー反応のしくみ

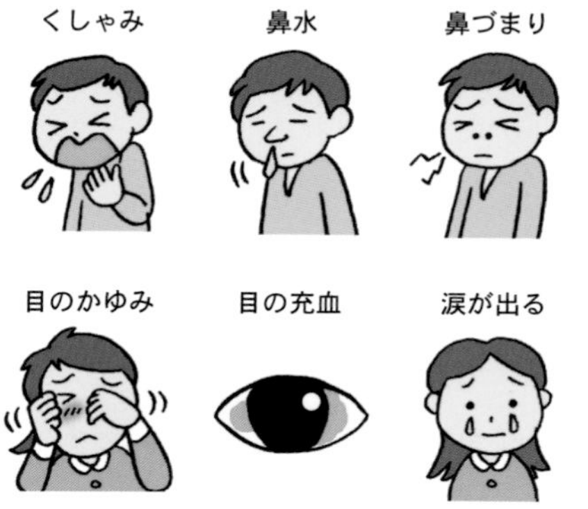

図２　花粉症の症状

胆石症《たんせきしょう》

【年間患者数】約 640 人

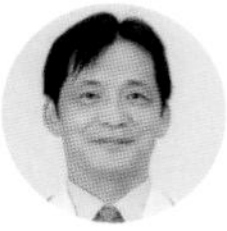
消化器外科
科長・教授
五井《ごい》 孝憲《たかのり》

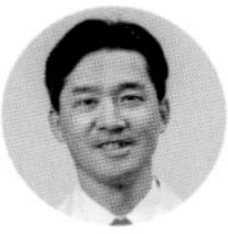
消化器内科
科長・教授
中本《なかもと》 安成《やすなり》

詳しくはこちらから▶

1 胆石症とは

胆石症とは、胆嚢《たんのう》や胆管に結石ができたもので、時に突然の激しい痛み(胆石発作)や黄疸《おうだん》、発熱などの症状が出ます。

胆石のできる場所によって、胆嚢結石・胆管結石・肝内結石に分類されます。

2 原因

胆管内には脂肪の消化液である胆汁があり、十二指腸に排出されます。

胆汁はコレステロール、レシチン、胆汁酸、ビリルビンなどを含み、これらのバランスが崩れることで胆石が発生します。

脂質の食事が多いと胆汁コレステロールの割合が増加し、結石が発生します。

3 胆石を起こしやすい「5F」

「5F」とは胆石症の代表的なリスクファクターで、1.40歳代:Forty、2.女性:Female、3.肥満:Fatty、4.白色人種:Fair、5.多産婦:Fecurdが知られています。

4 治療

痛みや症状がなければ治療は行いません。

治療には、胆石溶解薬、腹腔鏡手術《ふくくうきょうしゅじゅつ》、内視鏡的結石除去術、ドレナージ、体外衝撃波結石破砕術(ESWL)があります。

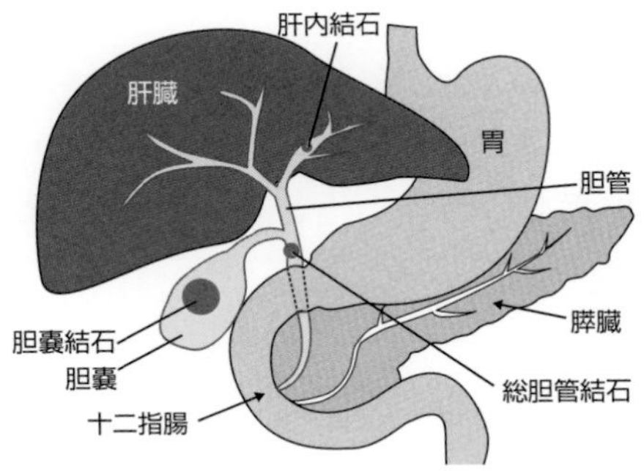

図1　胆石のできる場所

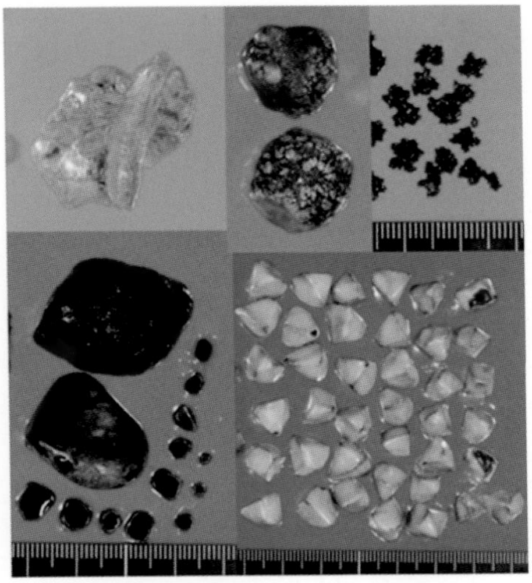

図2　いろいろな胆石
出典:日本臨床外科学会ホームページ https://www.ringe.jp/civic/tansekisyo/tansekisyo_01.html

肺《はい》がん《がん》

【平均入院日数】 14.6日
【平均治療費】 304,000円
※3割負担分

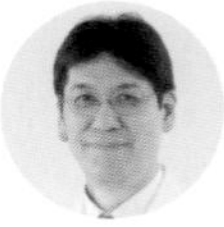

呼吸器内科
科長・教授
石塚《いしづか》 全《たもつ》

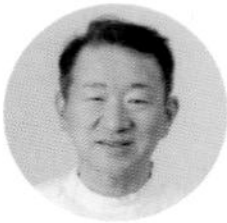

呼吸器外科
科長・診療教授
佐々木《ささき》 正人《まさと》

詳しくはこちらから▶

1 肺について

肺は左右の胸部に1つずつあり、体の中に酸素を取り入れ、いらなくなった二酸化炭素を外に出す働きをしています。

2 肺がんとは

肺がんとは、気管支や肺胞（肺の中の気管支末端にある小さな袋状の組織）の細胞から起きるがんです。症状はないことが多く、咳《せき》や痰《たん》、痰に血が混じる、発熱、息苦しさ、動悸《どうき》、胸痛などがみられることもあります。

喫煙は肺がんの危険因子の1つです。

3 検査

画像検査として、胸部X線検査、胸部CT検査、PET-CT検査、MRI検査、骨シンチグラフィを行います。そのほかに病理診断やバイオマーカー検査があります。

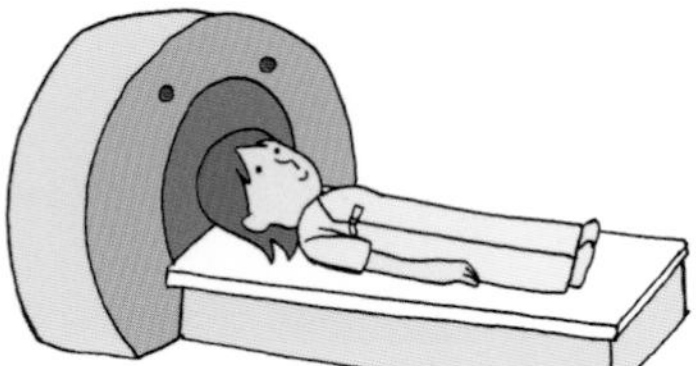

4 治療

治療は、1．手術、2．放射線治療、3．薬物療法（免疫療法、分子標的薬《ぶんしひょうてきやく》、抗がん剤）、4．放射線＋薬物療法があります。早期診断、治療が大事です。

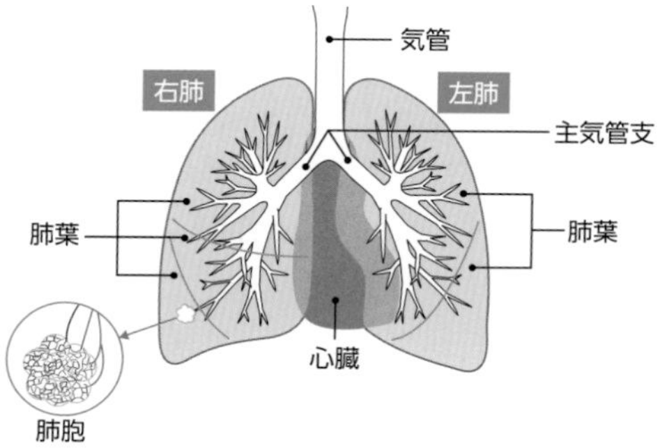

図1　肺の構造

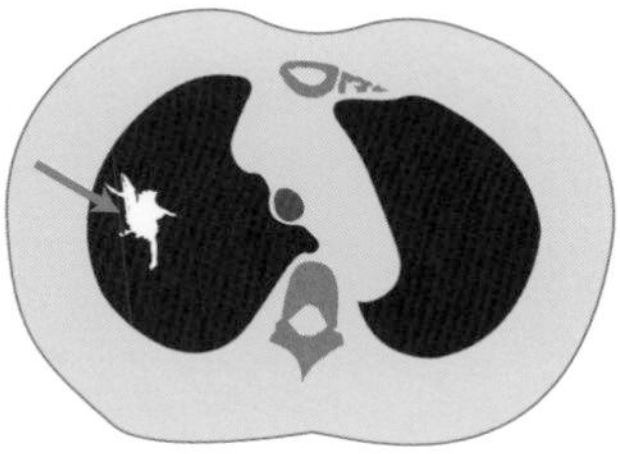

図2　胸部CT

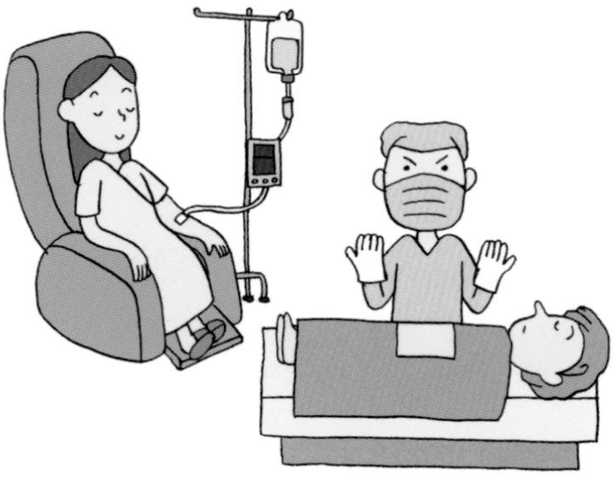

膵臓《すいぞう》がん《がん》

【平均入院日数】 22.1日
【平均治療費】 431,000円
※3割負担分

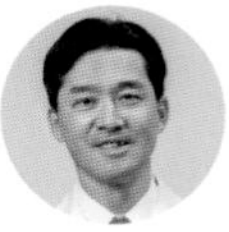
消化器内科
科長・教授
中本《なかもと》 安成《やすなり》

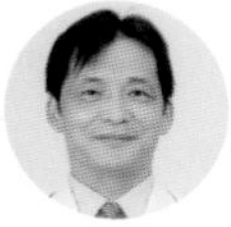
消化器外科
科長・教授
五《ご》井《い》 孝憲《たかのり》

詳しくはこちらから▶

1 膵臓について

膵臓は、胃の後ろにある細長い臓器です。膵臓には2つの役割（消化、血糖のコントロール）があります。

2 膵臓がんとは

膵臓がんの初期は症状が出にくく、腹痛、食欲不振、黄疸《おうだん》、背中の痛みや糖尿病の発症で発見されることがあります。

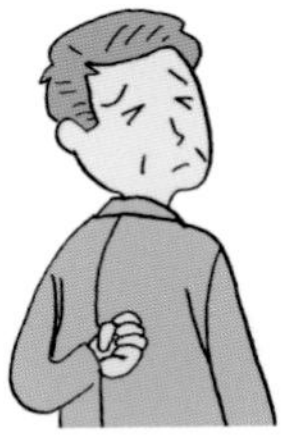
背中の痛み

危険因子は、慢性膵炎や糖尿病、血縁者の膵臓がん、肥満、喫煙、膵のう胞などがあります。

3 検査

画像検査として、腹部エコー検査、CT検査、MRI（MRCP）検査、超音波内視鏡を行います。さらに、精密検査としてERCPやPET検査、EUS-FNAによる病理診断があります。

4 治療

治療は、1.手術、2.薬物療法、3.放射線治療、4.組み合わせ（集学的治療）があります。

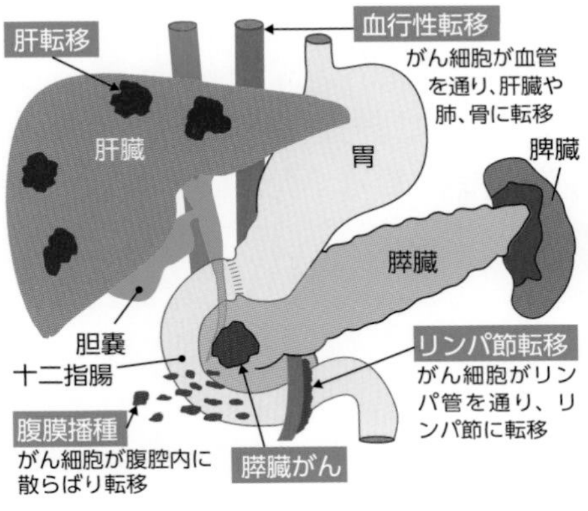

図1　膵臓がんの転移

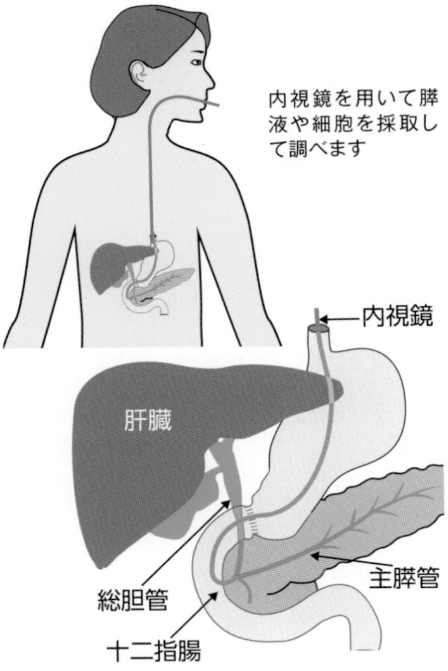

図2　内視鏡的逆行性胆管膵管造影（ERCP）

肝細胞がん《かんさいぼうがん》

【平均入院日数】 14.1日
【平均治療費】 248,000円
※３割負担分

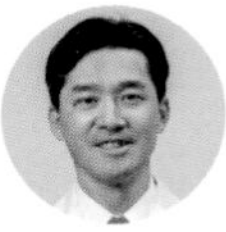
消化器内科
科長・教授
中本《なかもと》 安成《やすなり》

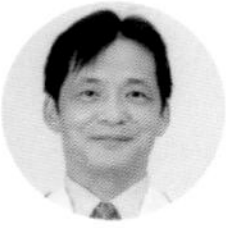
消化器外科
科長・教授
五井《ごい》 孝憲《たかのり》

詳しくはこちらから▶

1 肝臓について

肝臓は腹部の右上にあり、食事から吸収した栄養分の取り込みや、体内の有害物質を排出します。

2 肝細胞がんとは

肝細胞がんは、男性に多い傾向があります。

50歳代から増加を始め、80歳前後でピークを迎えます。

主な原因は、B型肝炎ウイルスあるいはC型肝炎ウイルスです。

ウイルス以外では、多量飲酒、脂肪肝、肥満、糖尿病、喫煙などが知られています。

3 検査

超音波（エコー）検査、CT検査、MRI検査、腫瘍《しゅよう》マーカー検査（AFP、PIVKA-II、AFP-L3分画）を行います。

4 治療

治療は、１.手術：外科治療、２.穿《せん》刺《し》局所療法：RFAなど、３.肝動脈化《かんどうみゃくか》学塞栓療法《がくそくせんりょうほう》：TACE、４.薬物療法：分子標的治療《ぶんしひょうてきちりょう》など、５.放射線治療があります。

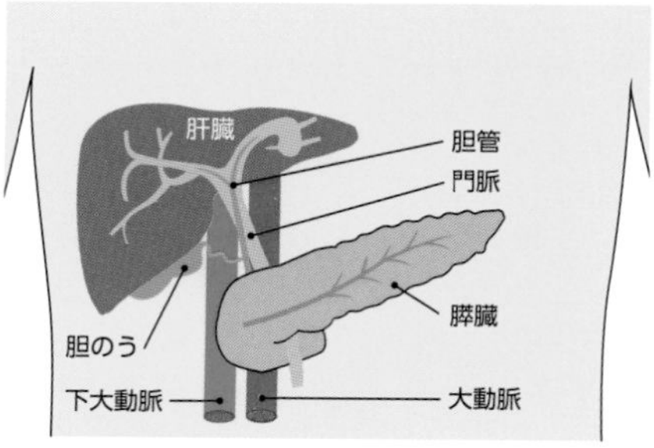

図１　肝臓の位置

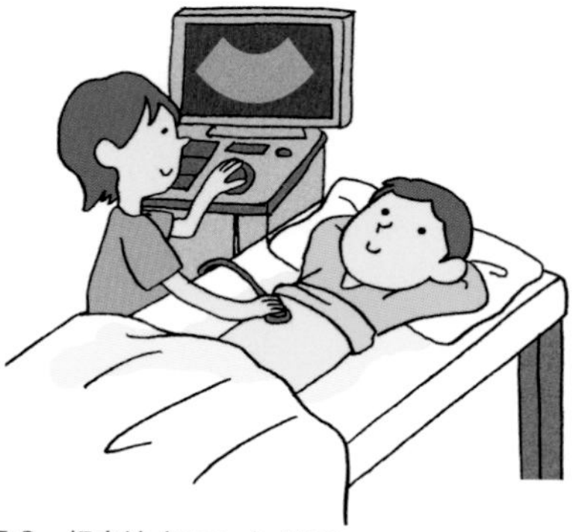
図２　超音波（エコー）検査

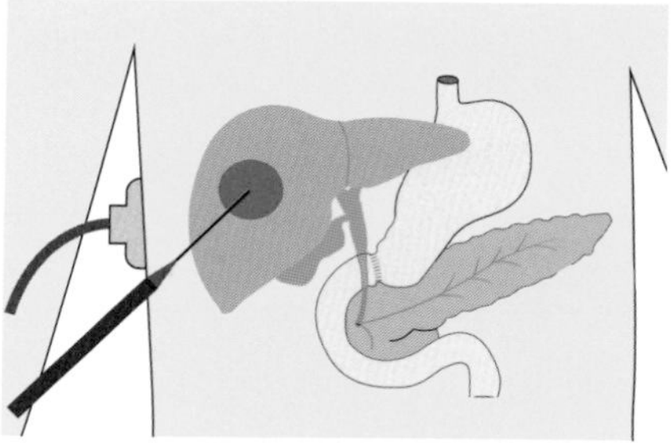
図３　穿刺局所療法
体の外から特殊な針をがんに直接刺し、腫瘍に電極を差し込んで、ラジオ波という電磁波による熱で腫瘍を焼いて死滅させる治療法です

白血病《はっけつびょう》

【平均入院日数】 27.1日
【平均治療費】 610,000円
※3割負担分

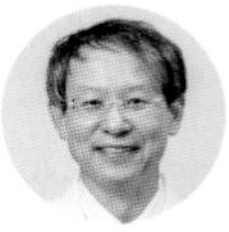
血液・腫瘍内科
科長・教授
山内《やまうち》 高弘《たかひろ》

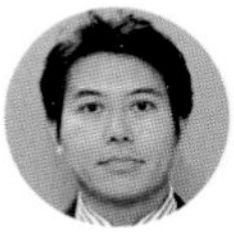
血液・腫瘍内科
副科長・講師
根来《ねごろ》 英樹《えいじゅ》

詳しくはこちらから▶

1 白血球について

血管内には、血球(赤血球・白血球・リンパ球・血小板など)が流れています。

血球は骨髄《こつずい》(幹細胞《かんさいぼう》)でつくられ、特に白血球は外部からの細菌・ウイルスを排除します。

2 白血病とは

骨髄で白血球がつくられるときに、遺伝子異常のある細胞ができて、無制限に増殖する状態が白血病です。ほとんどが原因不明です。

貧血や感染、出血傾向などの症状があり、肝臓、脾臓《ひぞう》、リンパ節などの臓器に白血病細胞が侵入することもあります。

3 検査

採血や骨髄細胞の検査で、主に4つの種類に分類されます。

●急性リンパ性　●急性骨髄性
●慢性リンパ性　●慢性骨髄性

4 治療

治療には、1.薬剤:化学療法、免疫療法、分子標的療法《ぶんしひょうてきりょうほう》、新薬、2.造血幹細胞移植、3.放射線治療があります。

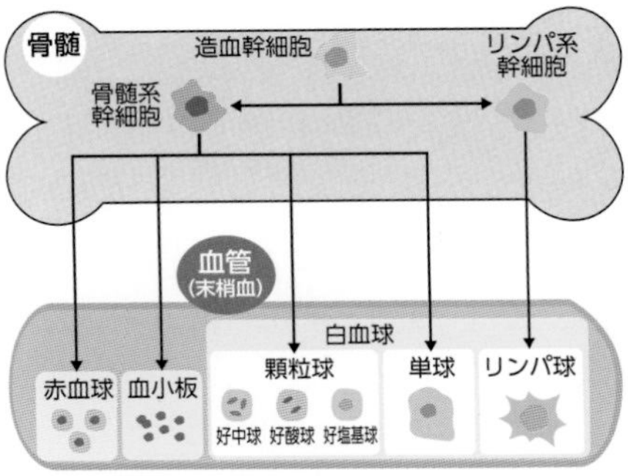

図1　急性リンパ性白血病(ALL)の原因になるリンパ系幹細胞

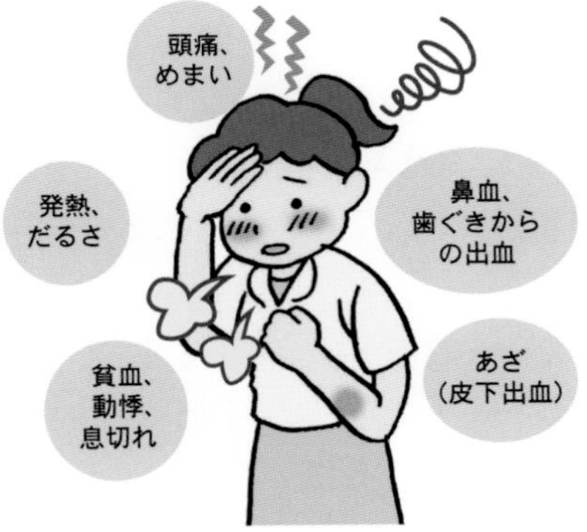

図2　急性リンパ性白血病(ALL)の症状

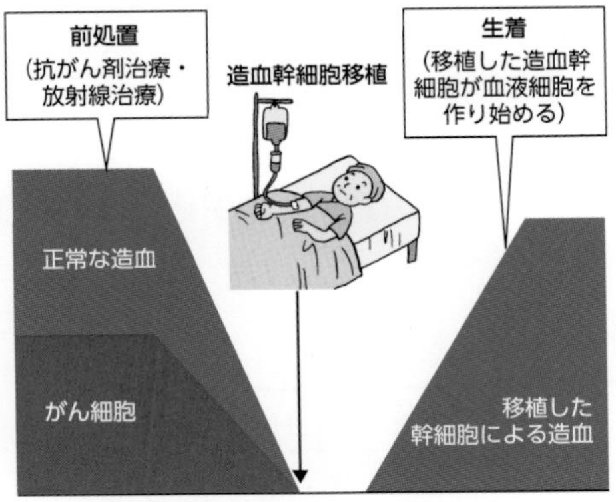

図3　造血幹細胞移植の流れ

胃がん《いがん》

【平均入院日数】 11.1日
【平均治療費】 227,000円
※3割負担分

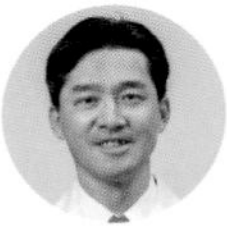

消化器内科
科長・教授
中本《なかもと》 安成《やすなり》

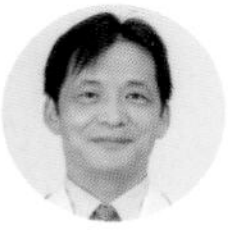

消化器外科
科長・教授
五井《ごい》 孝憲《たかのり》

詳しくはこちらから▶

1 胃について

胃は袋状の器官で、みぞおちの裏あたりにあります。入ってきた食べ物の固まりをくだき、胃液や消化液と混ぜて、少しずつ十二指腸へ送り出します。

2 胃がんとは

胃がんは症状がない場合もありますが、胃の痛み・不快感、胸やけ、吐き気、食欲不振などがみられます。

男性に多い傾向があり、50歳頃から増加して、80歳代でピークを迎えます。

胃がんの発生要因として、ヘリコバクター・ピロリ（ピロリ菌）の感染、喫煙があります。

3 検査

がんの確定には、内視鏡検査（生検、病理検査）やX線検査を行います。

がんの進行度を診断するために、CT検査、MRI検査、PET検査、腹腔《ふくくう》鏡《きょう》検査を行います。

4 治療

治療には、1. 内視鏡治療：ESDなど、2. 手術、3. 薬物療法があります。

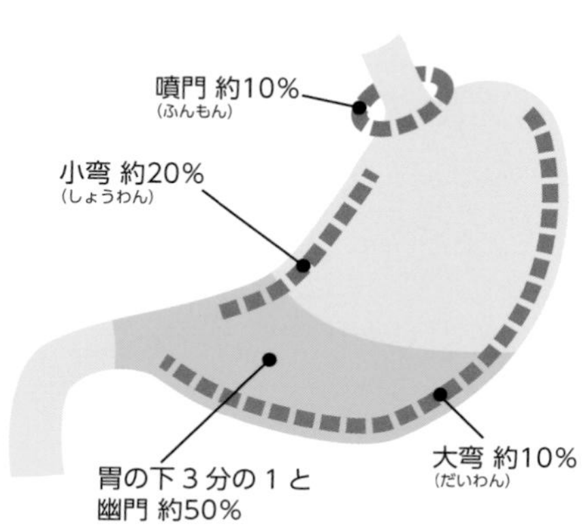

図１ 胃がんのできやすい部位

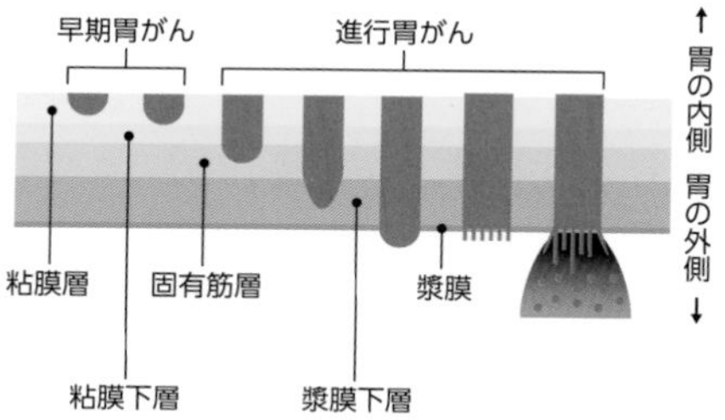

図２ 胃がんの深達度（深さ）

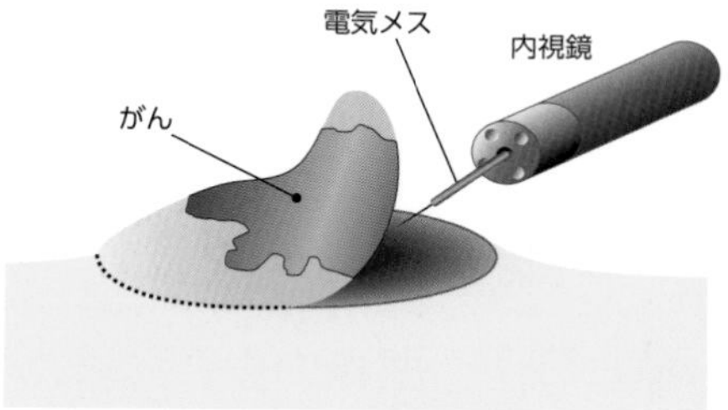

図３ 内《ない》視《し》鏡《きょう》的《てき》粘《ねん》膜《まく》下《か》層《そう》剥《はく》離《り》術《じゅつ》（ESD）
内視鏡を用いて、粘膜に限局しているがんを切除します

大腸がん《だいちょうがん》

【平均入院日数】 16.1 日
【平均治療費】 361,000 円
※３割負担分

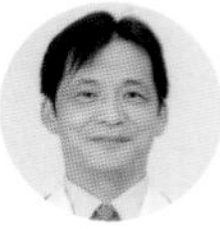
消化器外科
科長・教授
五井《ごい》 孝憲《たかのり》

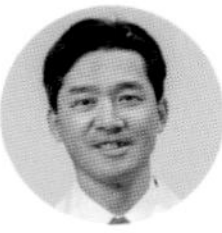
消化器内科
科長・教授
中本《なかもと》 安成《やすなり》

詳しくはこちらから▶

1 大腸について

大腸は小腸に続いていて、右下腹部から始まり、お腹《なか》の中を大きく時計回りに回って、肛門につながります。

小腸で消化吸収された食物の残りは、大腸で水分を吸い取られ、固形の便になっていきます。

2 大腸がんとは

早期の段階では自覚症状はなく、進行すると血便や下血、下痢と便秘の繰り返し、便が細い、残便感、お腹が張る、腹痛、貧血、体重減少などがあります。

男性に多い傾向があり、30歳代前半から増加して、高齢になるほど多くなります。

大腸がんの発生要因として、赤肉や加工肉の摂取、飲酒、喫煙があります。

3 検査

大腸がんの診断には、大腸内視鏡検査を行います。

がんの広がりには、注腸造影検査やCT検査、MRI検査などを実施します。

4 治療

治療には、1．内視鏡治療、2．手術、3．薬物療法、4．放射線治療があります。

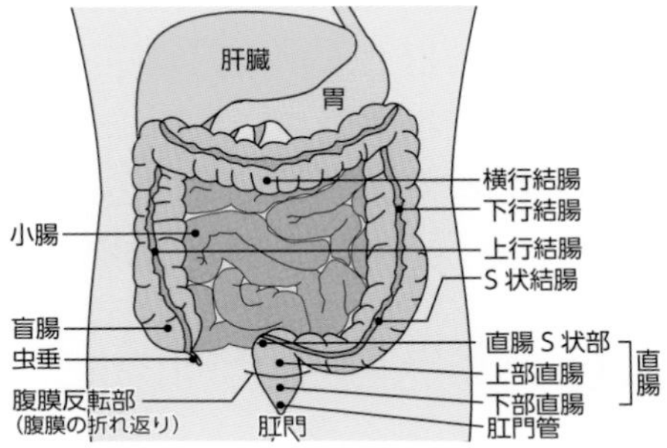

図１　大腸の位置（ピンクの部分が大腸です）

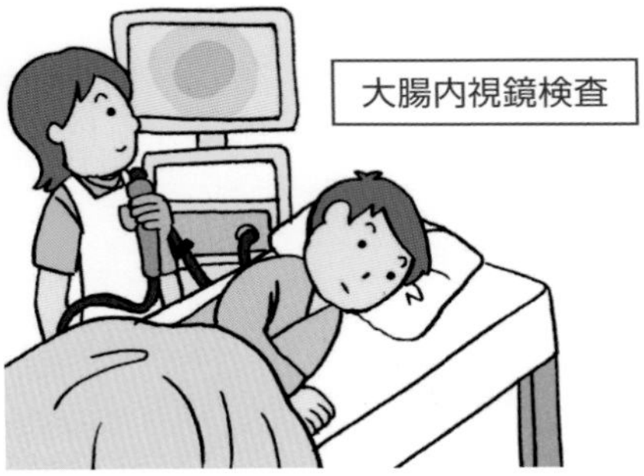

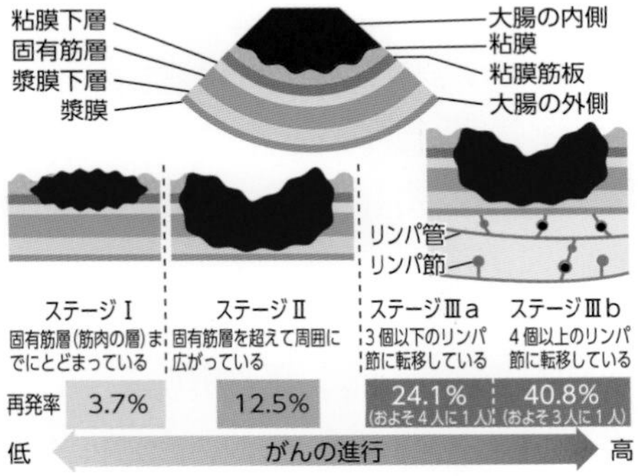

図2　大腸がんの進行度

狭心症《きょうしんしょう》・心筋梗塞《しんきんこうそく》

	狭心症	心筋梗塞
【平均入院日数】	19.1 日	5.9 日
【平均治療費】 ※３割負担分	688,000 円	258,000 円

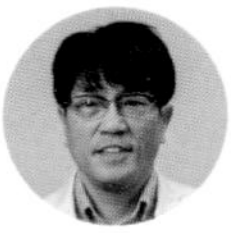

循環器内科
科長・教授
夛《た》田《だ》 浩《ひろし》

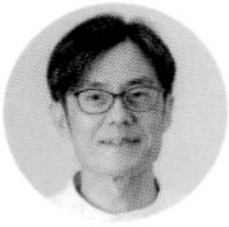

循環器内科
副科長・准教授
宇《う》随《ずい》 弘泰《ひろやす》

詳しくはこちらから▶

1 心臓について

心臓は１日に約10万回、生涯休みなく拍動するポンプです。

このポンプに血液（栄養、酸素）を送るのが、冠動脈《かんどうみゃく》（冠状動脈）です。

2 狭心症・心筋梗塞とは

冠動脈が狭くなると、血液が不足して心筋虚血《しんきんきょけつ》に陥り、胸痛や胸の圧迫感を感じるようになります。これが狭心症です。さらに、冠動脈が完全に塞《ふさ》がって血液が流れない状態になると、心筋細胞が壊死《えし》※して、心筋梗塞の状態になります。

原因は動脈硬化で、危険因子には喫煙や糖尿病、高脂血症、肥満、運動不足などがあります。

※壊死：組織や細胞が死んでしまうこと

3 検査

症状や心電図、血液検査から診断します。診断の確定には、冠動脈造影検査が必要になります。

4 治療

治療には、１．薬物療法、２．冠動脈形成術：PTCA、３．冠動脈バイパス術があります。

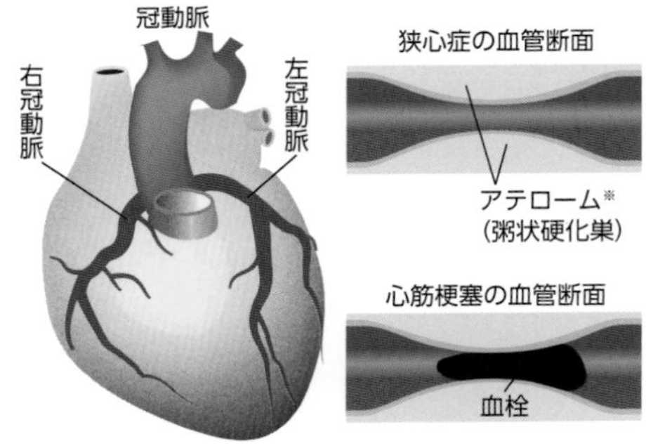

図１　虚血性心疾患
※アテローム：動脈の内膜にコレステロールなどの脂肪からなるドロドロした粥状《じゅくじょう》物質

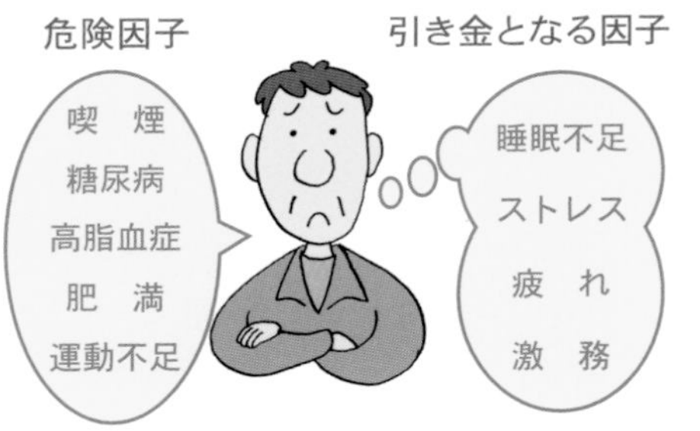

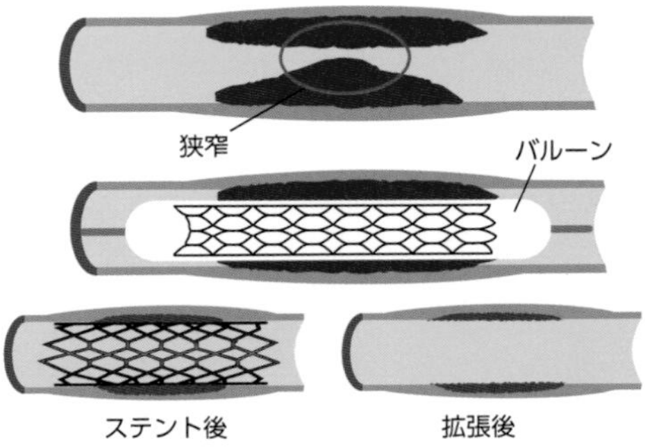

図２　冠動脈形成術（PTCA）
狭くなった冠動脈を血管の内側から広げるために行う、体に負担の少ない治療法

大動脈瘤《だいどうみゃくりゅう》・解離《かいり》

【平均入院日数】 23.1日
【平均治療費】 1,084,000円
※３割負担分

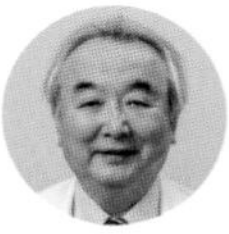

心臓血管外科
科長・教授
腰地《こしじ》 孝昭《たかあき》

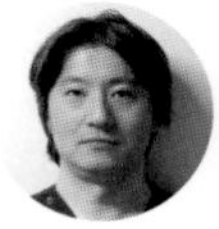

心臓血管外科
副科長・講師
山田《やまだ》 就久《なりひさ》

詳しくはこちらから▶

1 大動脈について

大動脈は、心臓から送り出された血液が最初に通る、人体の中で最も太い血管です。

樹木のように細かく枝分かれしながら、体のすみずみまで血液を運んでいます。

2 大動脈瘤・解離とは

大動脈瘤は、大動脈（通常は20～25㎜程度）が「こぶ」のように病的にふくらんだ状態（1.5倍以上）を指します。

原因は、動脈硬化や高血圧、喫煙、ストレス、高脂血症、糖尿病、睡眠時《すいみんじ》無《む》呼《こ》吸《きゅう》症《しょう》候《こう》群《ぐん》、遺伝などです。

大動脈が裂けて解離すると、突然、胸や背中の激痛が起こります。

3 検査

大動脈瘤は、破裂する前に無症状の状態で発見することが重要で、CT検査が不可欠です。

4 治療

治療には、1．手術：人工血管、2．カテーテル治療：ステントグラフトがあります。

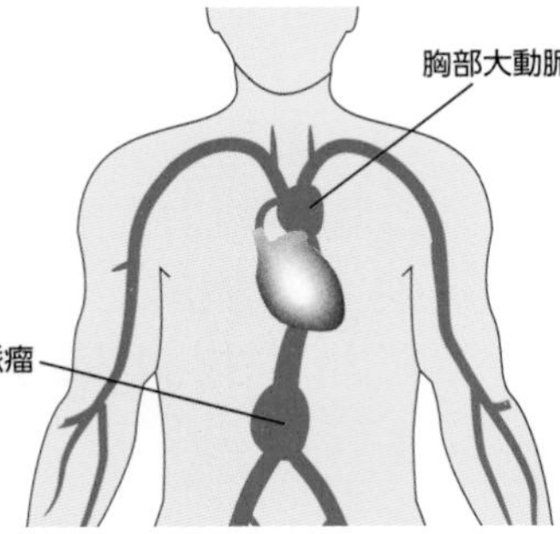

図１　大動脈瘤の起こる場所

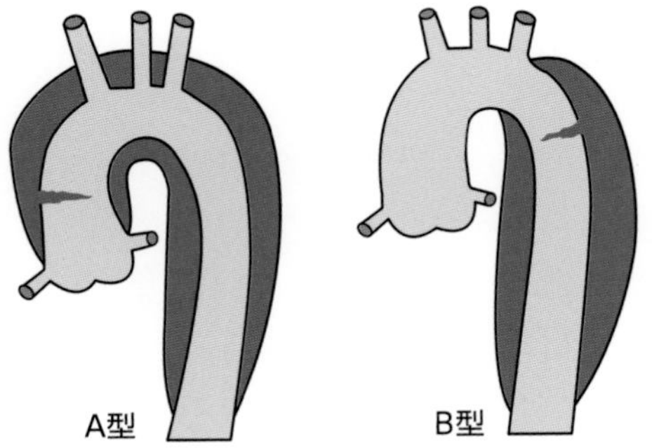

上行大動脈（心臓を出てすぐの大動脈）が裂けるもので緊急手術が必要になります

下行大動脈（背中の大動脈）が裂けるもので緊急ではありませんが、治療が必要になります

図２　大動脈解離

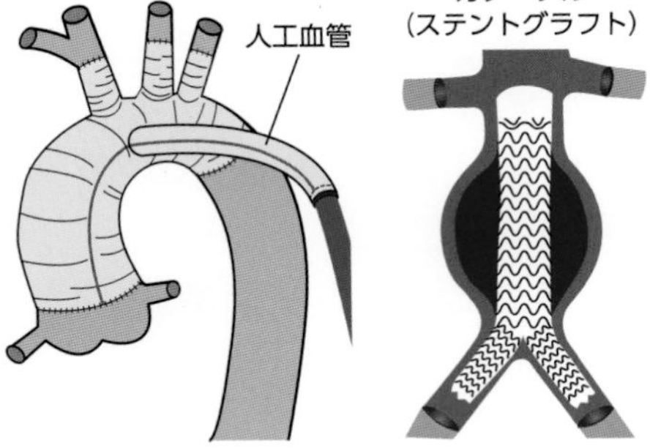

図３　治療方法

脳卒中《のうそっちゅう》

【平均入院日数】　20.3日
【平均治療費】　424,000円
※３割負担分

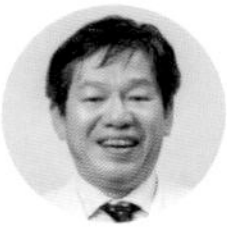
脳神経外科
科長・教授
菊田《きくた》 健一郎《けんいちろう》

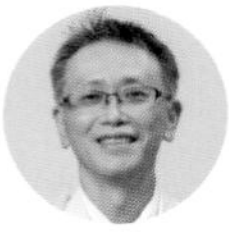
脳神経内科
科長・診療教授
濵野《はまの》 忠則《ただのり》

詳しくはこちらから▶

1 脳卒中とは

脳卒中は、脳の血管が詰まるか破れるかして、脳が障害される病気です。

主に脳梗塞《のうこうそく》、脳出血、くも膜下出血の３つがあります（図１）。

2 症 状

脳は部位ごとに司《つかさど》る機能がさまざまで、脳卒中では障害される部位により、いろいろな症状が現れます（図２）。

●片側の手足・顔の麻痺《まひ》・しびれ
●ふらつき、まっすぐ歩けない
●ろれつが回らない、言葉が出ない
●視野の半分が欠ける
●突然の激しい頭痛　など

3 検 査

頭部CT検査、MRI／MRA検査、カテーテル検査などを行います。

4 治 療

脳梗塞の治療には、１．薬物療法（血栓溶解薬〈図３〉、抗血小板薬、脳保護薬、抗脳浮腫薬《こうのうふしゅやく》）、２．脳血管内治療（カテーテル治療）があります。

脳出血、くも膜下出血の治療は、主に手術です。

図１　脳卒中の種類

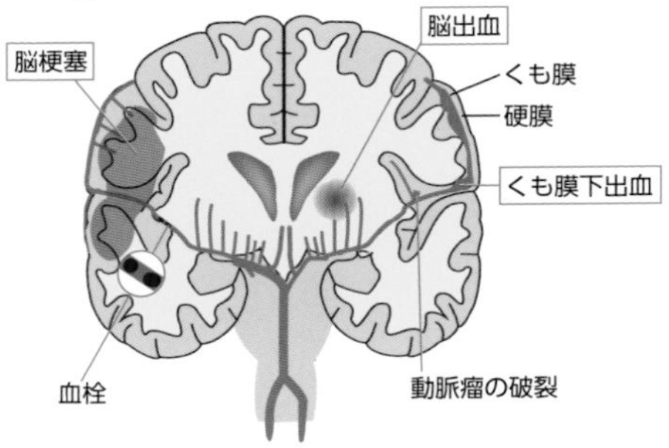

図２　脳卒中の症状

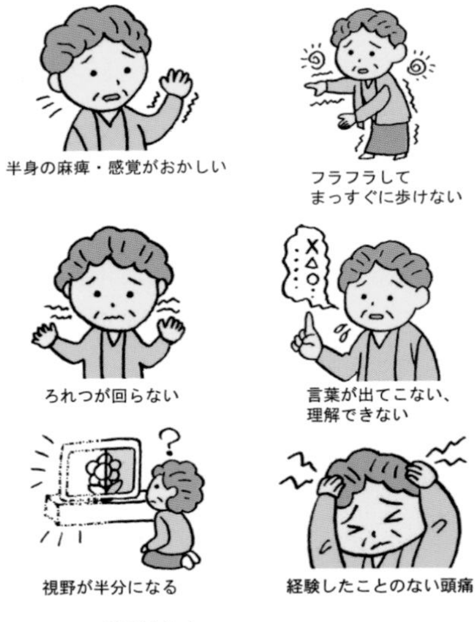

図３　急性期脳塞栓症《のうそくせんしょう》（脳梗塞の一種）に対する血栓溶解療法

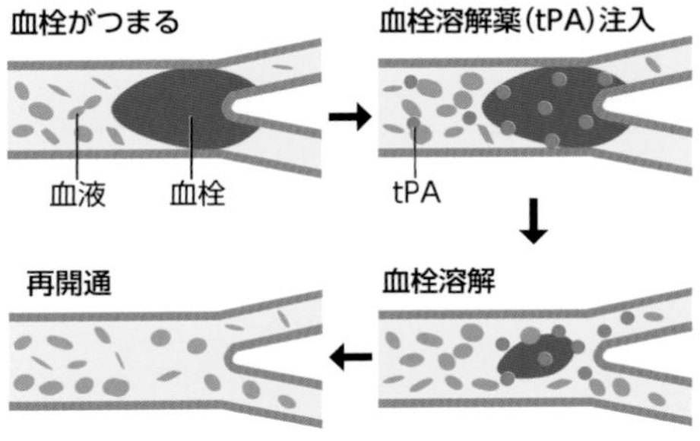

脳腫瘍《のうしゅよう》

【平均入院日数】 31.2日
【平均治療費】 809,000円
※３割負担分

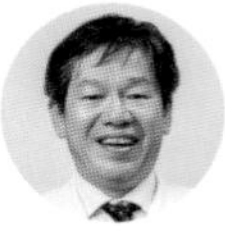

脳神経外科
科長・教授
菊田《きくた》 健一郎《けんいちろう》

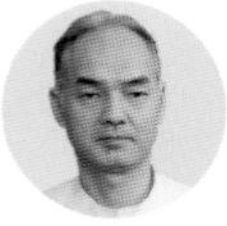

脳神経外科
副科長・准教授
小寺《こでら》 俊昭《としあき》

詳しくはこちらから▶

1 脳腫瘍とは

脳腫瘍とは、頭の中にできる腫瘍の総称で、さまざまな種類の腫瘍が発生します。

脳内《のうない》か脳外《のうがい》かの２つに分けられ、脳内に発生する神経膠腫《しんけいこうしゅ》（グリオーマ）などは主に悪性、脳外に発生する髄膜腫《ずいまくしゅ》や神経鞘腫《しんけいしょうしゅ》、下垂体腺腫《かすいたいせんしゅ》などは主に良性です。

2 症状

症状には、腫瘍によって頭蓋内《ずがいない》の圧力が高まることで起こる「頭蓋内圧亢進《こうしん》症状（頭痛、嘔吐《おうと》、意識障害など）」、腫瘍が発生した場所の脳が障害されて起こる「局所症状（運動・感覚・視野・言語障害、痙攣《けいれん》など）」、「脳神経症状（匂い・視力・目の動き・聴力などの障害）」があります。

3 検査

造影CT検査、造影MRI検査、脳血管撮影（カテーテル）検査などを行います。

4 治療

良性腫瘍は主に手術で、悪性腫瘍は手術、放射線治療、薬物療法などを組み合わせて治療します。

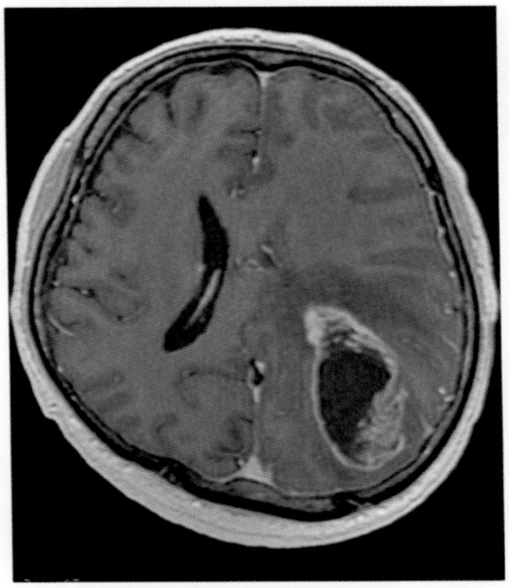

図１　脳内に発生する神経膠腫（グリオーマ）（悪性）

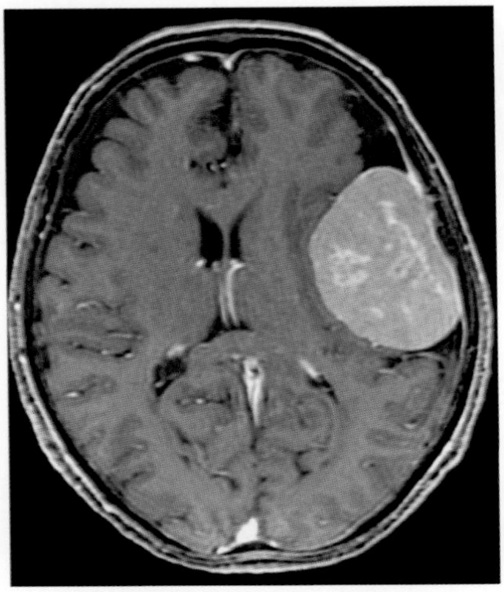

図２　脳外に発生する髄膜腫（良性）

新型コロナウイルス感染症《しんがたころなういるすかんせんしょう》

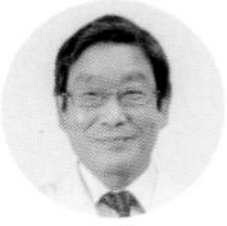

感染症・膠原病内科
科長・教授
岩﨑《いわさき》 博道《ひろみち》

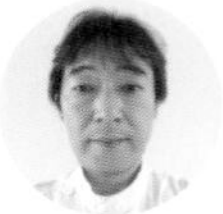

感染症学講座
教授
酒巻《さかまき》 一平《いっぺい》

詳しくはこちらから▶

1 新型コロナウイルスとは

新型コロナウイルス(SARS-CoV-2)が起こす感染症を「COVID-19」と呼んでいます。

2019年11月に中国武漢市付近で確認され、飛沫感染や接触感染により、世界的流行(パンデミック)に至りました。

2 症 状

発熱(37.5℃以上)や喉《のど》の痛み、咳《せき》、痰《たん》など、風邪の症状で終わる場合が多いとされていますが、なかには急激に悪化し、人工呼吸での管理が必要な肺炎に進行します。

また、嗅覚や味覚の異常も現れる場合もあります。

3 重症化

重症化は、高齢者や基礎疾患(心血管疾患、糖尿病、悪性《あくせい》腫瘍《しゅよう》、慢性呼吸器疾患など)がある人で多くみられます。

一方で小児や若年層の中には、感染してもほとんど症状が現れない、無症状病原体保有者が数多く存在します。

4 予防と治療

感染の予防には、手洗いや手指消毒を徹底し、マスクの着用が有効です。

熱や咳への対象療法が行われ、重症では、人工呼吸器や体外式模型人工肺(ECMO)を使用する場合もあります。

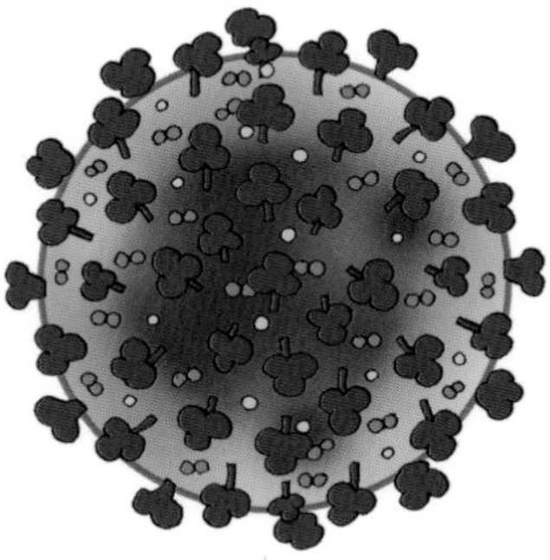

図1 新型コロナウイルス

手洗い施行

帰宅時および食事前には、しっかり手洗いを

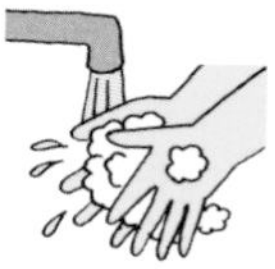

マスク着用

人混みや電車、バス内ではマスク着用を

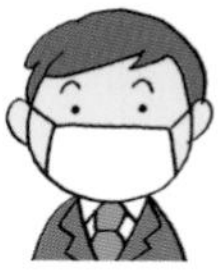

こまめに換気

家庭や職場でも定期的に換気をしよう

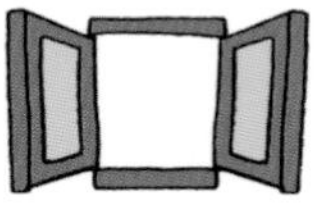

免疫力 UP!

適度な運動、睡眠、食事で免疫力増進を

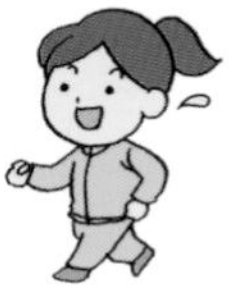

図2 感染拡大防止のために

HIV感染症《エイチ・アイ・ヴイかんせんしょう》

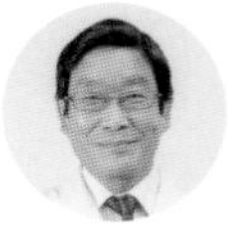
感染症・膠原病内科
科長・教授
岩﨑《いわさき》 博道《ひろみち》

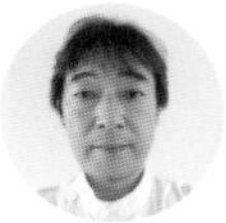
感染症学講座
教授
酒巻《さかまき》 一平《いっぺい》

詳しくはこちらから▶

1 HIVとは

ヒト免疫不全ウイルス（HIV）に感染すると、3～10年後にエイズ（AIDS）を発症します。

エイズとはHIVに感染後、適切な治療を受けてないため免疫力が低下して、日和見《ひよりみ》感染症や悪性腫瘍《あくせいしゅよう》が発症した状態です。

2 原因

HIV感染の原因は、性行為による感染や、注射器の使い回しなどによる血液を介する感染、母体や母乳などを介する母子感染、非加熱製剤による感染があります。

国内で多いのは、性行為の感染です。

3 症状

症状は3期に分類することができます。

- ●感染初期（発熱、倦怠感《けんたいかん》などインフルエンザ様症状）
- ●無症候性期（無症状だが、他人に移す危険あり）
- ●エイズ期（日和見感染、悪性腫瘍）

4 治療

抗HIV薬3剤以上を使用した多剤併用療法（ART）と呼ばれる内服治療を行います。適切な治療を行えば、エイズの発症を予防することができます。

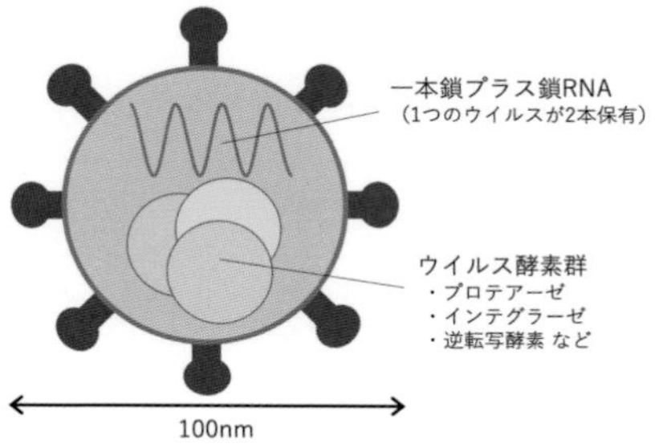

図1　HIVウイルス
（出典：『薬剤師の脳みそ』ぺんぎん薬剤師
https://yakuzaishi.love）

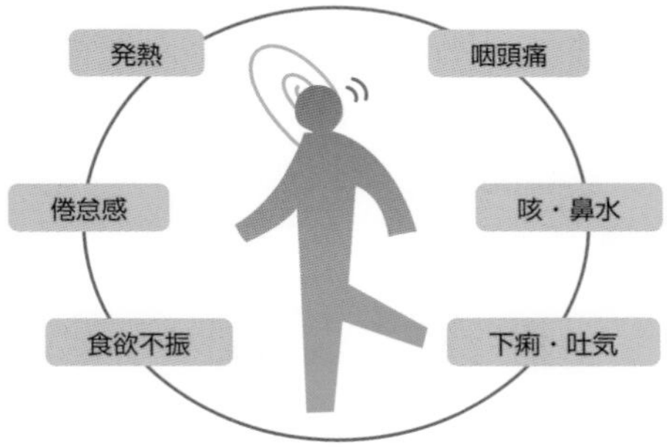

図2　インフルエンザ様症状（初期症状）

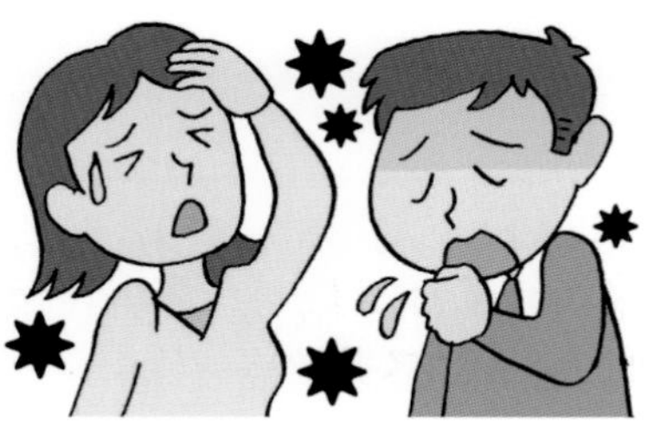

日和見感染とは
体の抵抗力が落ちて、普段は害のないような弱い細菌やウイルスなどによって感染してしまうこと

乳がん《にゅうがん》

【平均入院日数】 9.8日
【平均治療費】 206,000円
※３割負担分

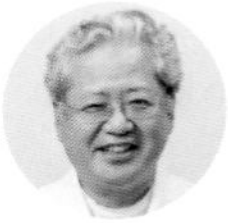

乳腺・内分泌外科
科長・診療教授
前田《まえだ》 浩幸《ひろゆき》

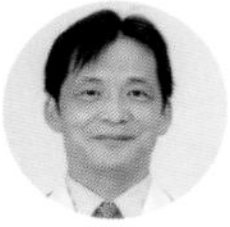

外科学（1）（消化器外科、乳腺·内分泌外科）
教授
五井《ごい》 孝憲《たかのり》

詳しくはこちらから▶

1 乳房について

乳房は、母乳（乳汁）をつくる乳腺と、それを包む脂肪組織からなります。

2 乳がんとは

乳がんは、乳腺の組織にできるがんで、多くは乳管から発生し、周りのリンパ節や骨、肺などに転移することがあります。

大きく非浸潤《ひしんじゅん》がんと浸潤がんに分けられ、浸潤がんは、乳管や乳腺小葉の周囲まで広がっているがんです。

国内では１年間に約９万人が乳がんと診断されます。

3 症状

主な症状は乳房のしこりです。そのほか、乳房にえくぼやただれができる、左右の乳房の形が非対照になる、乳頭から分泌物が出る、などがあります。

4 治療

治療には、手術（乳房温存手術、乳房全切除術、腋窩《えきか》リンパ節郭清《せつかくせい》、センチネルリンパ節生検、放射線治療、薬物療法（ホルモン療法薬、分《ぶん》子標的薬《しひょうてきやく》、細胞障害性抗がん薬）があります。

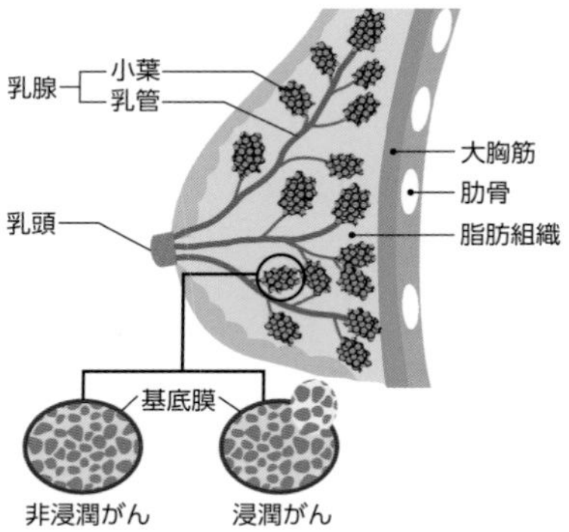

図１ 乳房の構造とがん

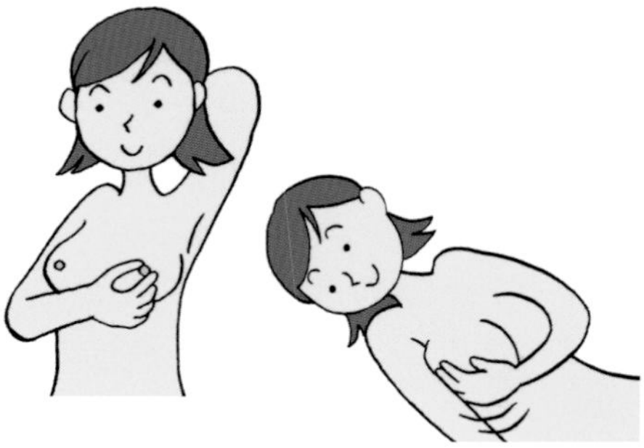

図２ 乳がんセルフチェック

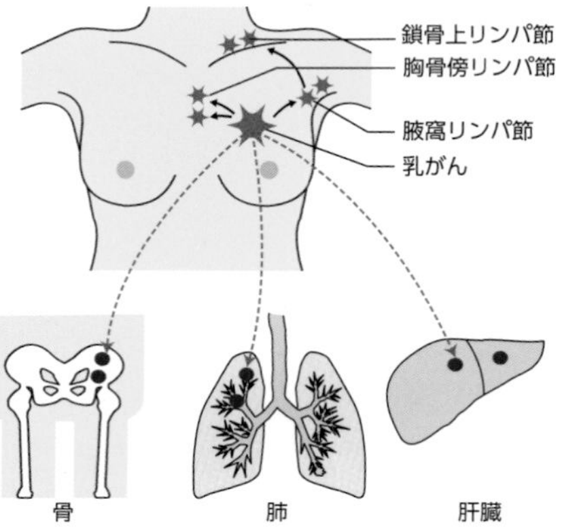

図３ 乳がんの進行

前立腺がん《ぜんりつせんがん》

【平均入院日数】 6.9日
【平均治療費】 198,000円
※3割負担分

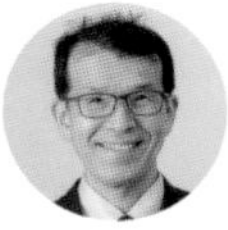
泌尿器科
科長・教授
横山《よこやま》 修《おさむ》

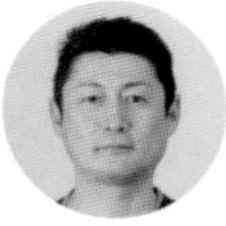
泌尿器科
副科長・准教授
伊藤《いとう》 秀明《ひであき》

詳しくはこちらから▶

1 前立腺について

男性の膀胱《ぼうこう》の下に位置し、尿道の周りを取り囲む、栗の実のような形です。

精液の一部やPSA蛋白《たんぱく》を作っています。

2 前立腺がんとは

前立腺がんは、前立腺の細胞が無秩序に自己増殖することにより発生します。

採血検査（PSA）などにより、早期発見ができれば治癒が可能です。リンパ節や骨に転移することもあります。60歳以上の高齢になると、病気にかかる比率は顕著に高くなります。

3 症 状

多くの場合、早期の前立腺がんは自覚症状がありません。しかし、尿が出にくい、排尿の回数が多いなどの前立腺肥大症の症状に付随することもあります。前立腺肥大症と同時に起こることもあります。

4 治 療

主な治療法は、監視療法、手術（外科治療）、放射線治療、内分泌療法（ホルモン療法）、化学療法です。

監視療法とは、3〜6か月ごとの直腸診とPSA検査、1〜3年ごとの前立腺生検を行い、病状悪化の兆しを観察します。手術はロボットの手（ダビンチ）を使って、お腹《なか》の小さな穴から行います。

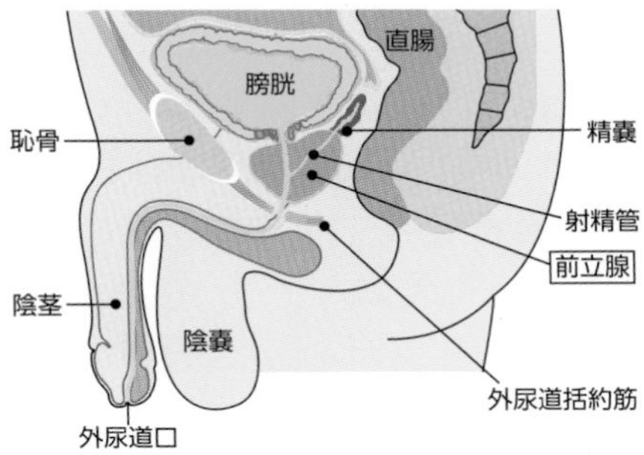

図1　前立腺の位置

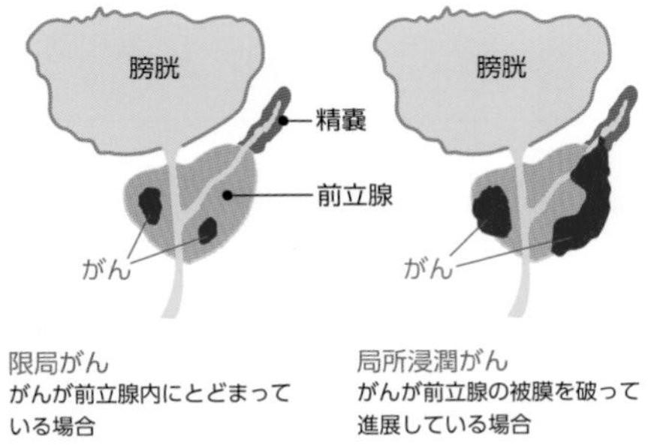

図2　前立腺がんの進行

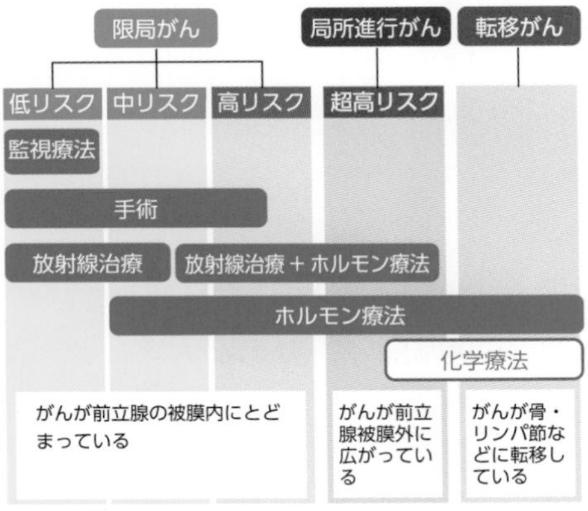

図3　前立腺がんの治療選択

子宮《しきゅう》がん《がん》

【平均入院日数】 10.5日
【平均治療費】 218,000円
※3割負担分

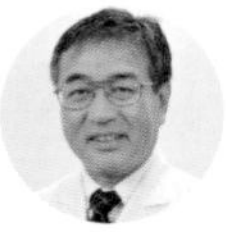

産科婦人科
科長・教授
吉田《よしだ》 好雄《よしお》

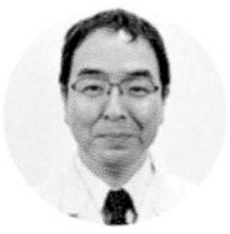

産科婦人科
副科長・准教授
黒川《くろかわ》 哲司《てつじ》

詳しくはこちらから▶

1 子宮について

子宮は女性の骨盤内にあり、大きさは鶏の卵程度で、妊娠時に胎児を育てる器官です。

下部の筒状の「子宮頸部《けいぶ》」と、上部の袋状の「子宮体部《たいぶ》」に分けられます。

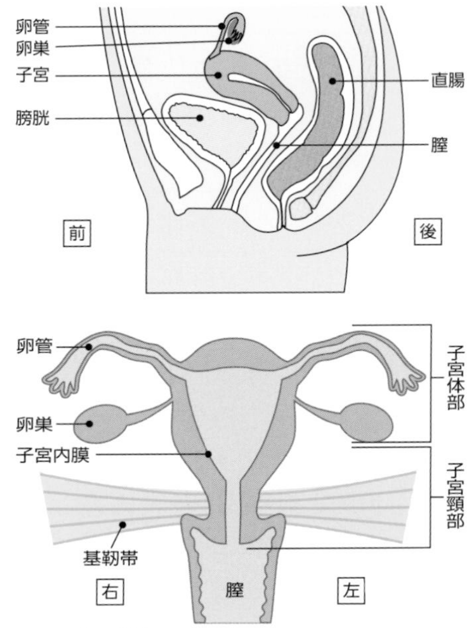

図1 子宮の構造

2 子宮がんとは

子宮がんは、子宮頸部にできる「子宮頸がん」と子宮体部にできる「子宮体がん」に分類されます。

3 症状

- 子宮頸がんは、がんになる前の状態（異形成）が何年かあります。異形成では症状がなく、がんに進行すると不正性器出血やおりものが増えたりします。
- 子宮体がんで最も多い自覚症状は、月経ではない期間や閉経後の性器出血です。

4 治療

- 子宮頸がんの治療には、手術（外科治療）、放射線治療、薬物療法があります。
- 子宮体がんの治療では、手術により、子宮と両側付属器（卵巣・卵管）を取り除くことが基本です。

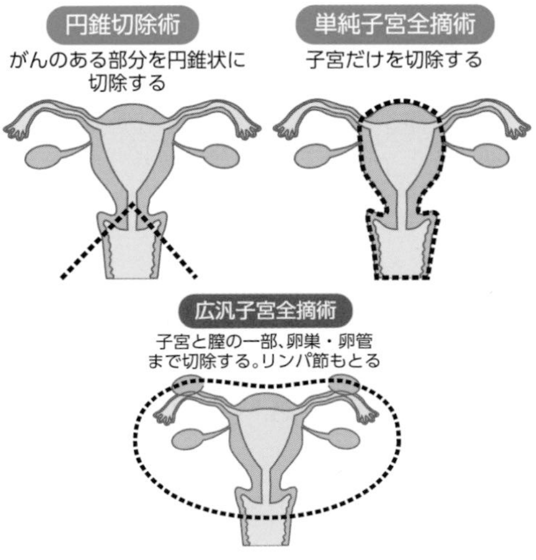

図2 子宮頸がんの手術

胃潰瘍《いかいよう》

【平均入院日数】 12.7日
【平均治療費】 203,000円
※3割負担分

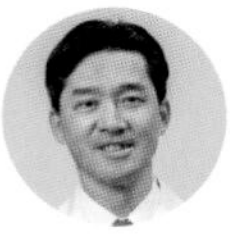

消化器内科
科長・教授
中本《なかもと》 安成《やすなり》

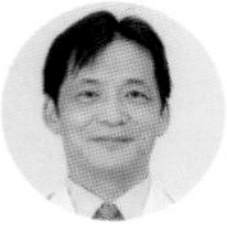

消化器外科
科長・教授
五井《ごい》 孝憲《たかのり》

詳しくはこちらから▶

1 胃潰瘍とは

胃潰瘍とは、ある一定以上の深さで胃の壁が傷ついている状態のことです。

胃のピロリ菌感染や、痛み止め（NSAIDs）の内服などが原因となって発症します。

ストレスや喫煙も誘因となります。

2 症状

みぞおちの中央あたりに生じる鈍い痛みが典型的です。

ゲップ、胸やけ、吐き気、胃のもたれ感、腹部膨満感などを伴うこともあります。

潰瘍が進行して出血すると、下血（黒色便〜タール便）や吐血、貧血が起こります。

3 ピロリ菌検査

- ●尿素呼気試験…服薬後に息を調べる
- ●血液検査…ピロリ菌抗体（HpIgG）
- ●迅速ウレアーゼ試験…内視鏡検査
- ●その他…病理組織検査、尿・便検査など

4 治療

内科的薬物療法（プロトンポンプ阻害薬など）を行います。

ピロリ菌感染が原因の場合は、除菌療法を行います（除菌率80〜90％）。

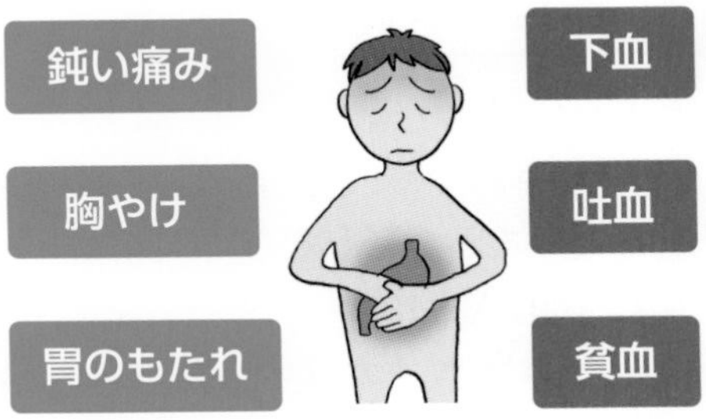

図1　胃潰瘍の症状

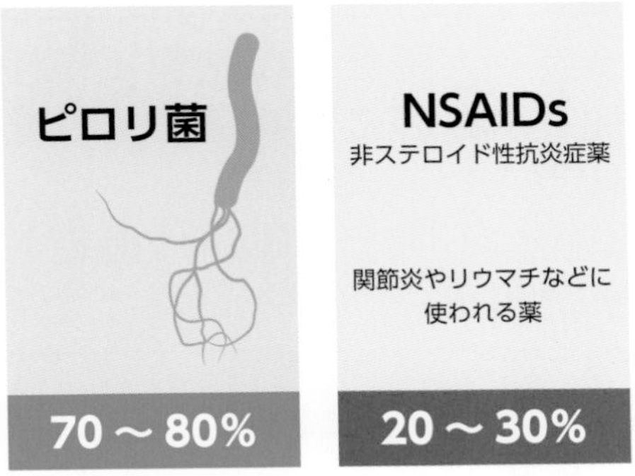

図2　胃潰瘍の原因

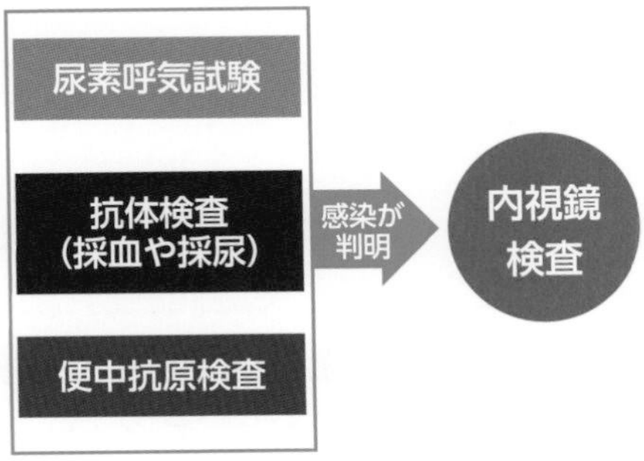

図3　ピロリ菌の検査

潰瘍性大腸炎・クローン病《かいようせいだいちょうえん・くろーんびょう》

	潰瘍性大腸炎	クローン病
【平均入院日数】	30.1 日	15.4 日
【平均治療費】※３割負担分	481,000 円	257,000 円

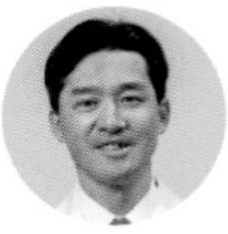
消化器内科
科長・教授
中本《なかもと》 安成《やすなり》

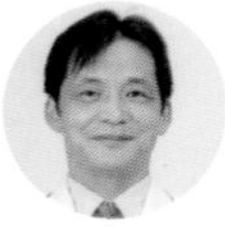
消化器外科
科長・教授
五井《ごい》 孝憲《たかのり》

詳しくはこちらから▶

1 潰瘍性大腸炎とは

大腸の粘膜に慢性的な炎症が生じ、“びらん”や“潰瘍”といった病変が形成される病気です（発症率は10万人に100人程度）。

原因はさまざまな要因が重なり合って発症するとされ、難病に指定されています。

2 クローン病とは

小腸や大腸などの粘膜に慢性的な炎症を引き起こす病気です（発症率は10万人に27人程度）。

原因は不明で、難病に指定されています。

3 症状

下痢や血便、お腹《なか》の痛みなどの症状を引き起こします。

重症化すると、発熱、体重減少、貧血が起こります。

いったん良くなっても、再発を繰り返します。

4 治療

食事療法、薬物療法、内視鏡治療、手術、血球成分除去療法などを行います。

薬物療法には、5-アミノサリチル酸製薬、ステロイド、免疫調節剤・生物学的製剤などがあります。

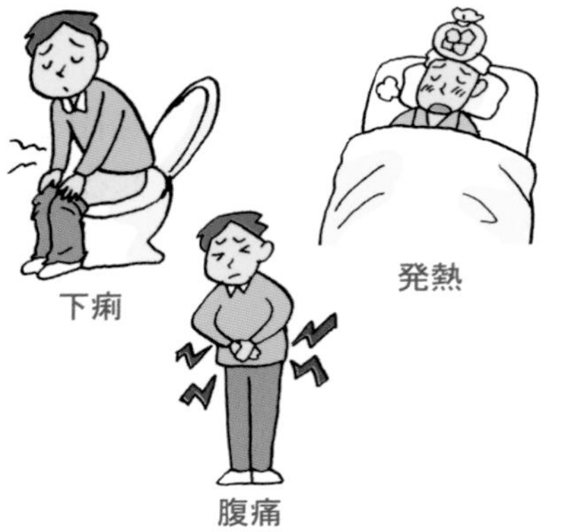

図１　潰瘍性大腸炎・クローン病（炎症性腸疾患）の３大症状

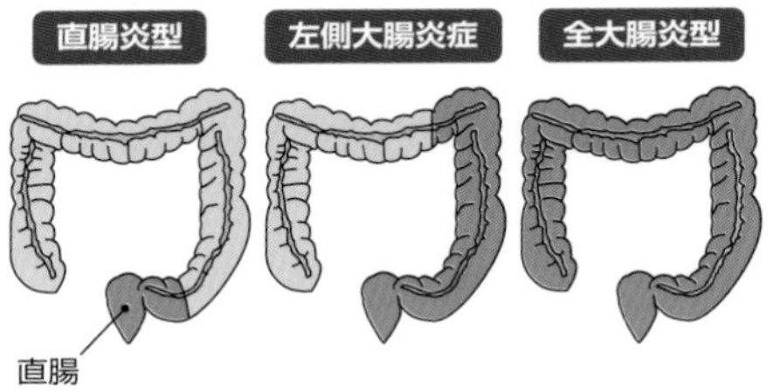

図２　潰瘍性大腸炎

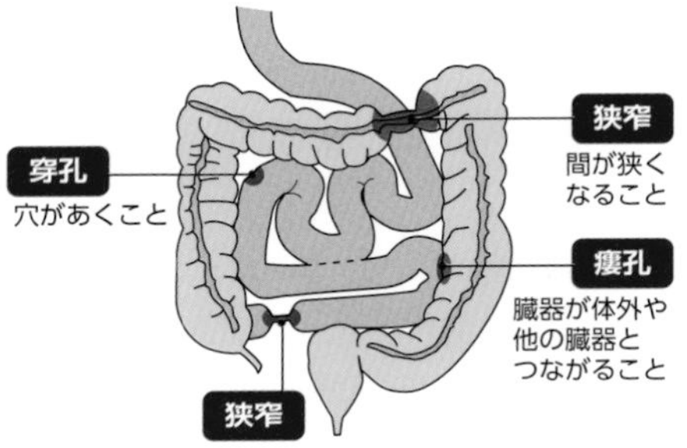

図３　クローン病の症状

慢性腎臓病《まんせいじんぞうびょう》

【年間患者数】約 1,020 人

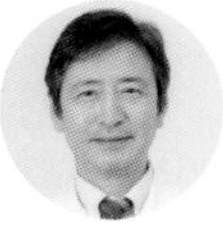

腎臓内科
科長・教授
岩野《いわの》 正之《まさゆき》

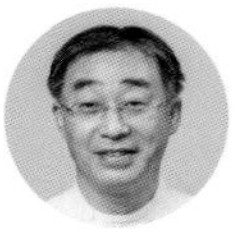

腎臓内科
副科長・准教授
糟野《かすの》 健司《けんじ》

詳しくはこちらから▶

1 腎臓について

腎臓は以下の働きを持っています。尿をつくる、体の中の老廃物を捨てる、体の中の水分量を調節する、体の中のバランス（ナトリウム・カリウム・カルシウム・リン・酸アルカリ）を調整する、血圧を調整する、骨を作るのに必要なビタミンDを活性化する、赤血球を作るホルモンを分泌する、などです。

2 慢性腎臓病とは

慢性腎臓病（CKD）とは、さまざまな原因で蛋白尿《たんぱくにょう》が出たり、腎臓の働きが悪くなる病気です。

3 原因と症状

原因には糖尿病や高血圧、腎炎などの腎臓の病気のほかに、肥満や喫煙などの生活習慣が指摘されています。軽いときは無症状ですが、悪くなるとむくみや高血圧の症状が現れます。

4 治療

食生活や肥満、喫煙といった生活習慣の改善は重要です。腎炎や血管炎が原因のときは、ステロイド薬などで治療します。

食事・薬物療法を行っても、進行して末期腎不全になると、透析や腎移植が必要になります。

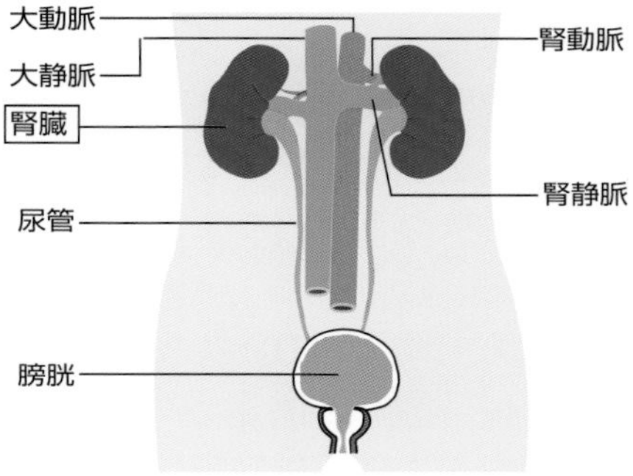

図１　腎臓の位置

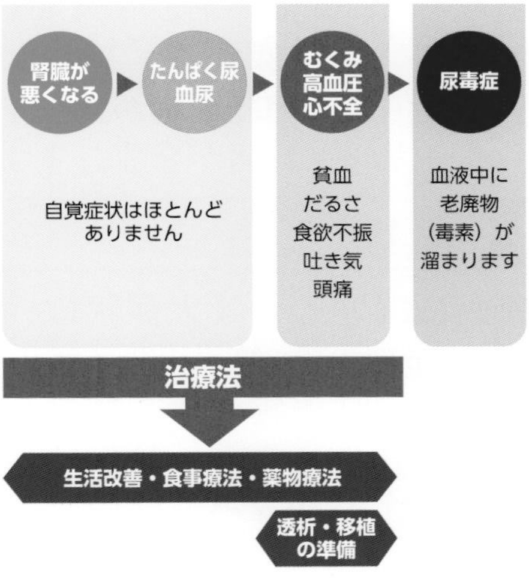

図２　腎臓の働きが正常の半分以下になると「腎不全」

パーキンソン病

【年間患者数】約 490 人

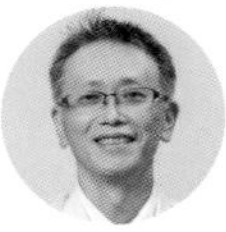
脳神経内科
科長・診療教授
濱野《はまの》 忠則《ただのり》

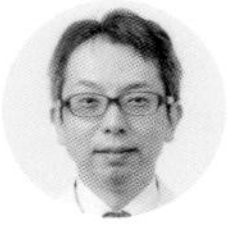
脳神経内科
講師
井川《いかわ》 正道《まさみち》

詳しくはこちらから▶

1 パーキンソン病とは

1817年にジェームズ・パーキンソンにより初めて報告された病気です。

思ったタイミングで歩き出せない、小刻みな歩行になるなどの症状がみられます。

60歳以上では100人に１人に発症し、国内の難病に指定されています。

2 原因

円滑な運動を行うのに重要な脳神経細胞の一部に異常が生じる病気です。

ドパミンと呼ばれる「神経伝達物質」を産生する神経細胞が減少するため、パーキンソン病が発症します。

3 症状

運動に関連した４大症状は、運動緩慢《かんまん》（無動）、筋強剛《きんきょうごう》、静止時振《しん》戦《せん》、姿勢保持障害です。運動に関連しない症状は、便秘、排尿障害、起立性低血圧、抑うつ、睡眠障害などです。

4 治療

内服薬（L-ドパ）による治療やリハビリテーション、手術、電気刺激療法などを組み合わせて行います。

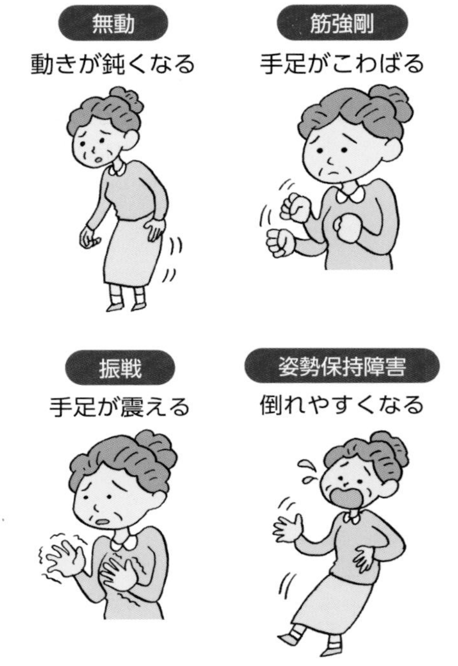

図１　パーキンソン病の４大症状

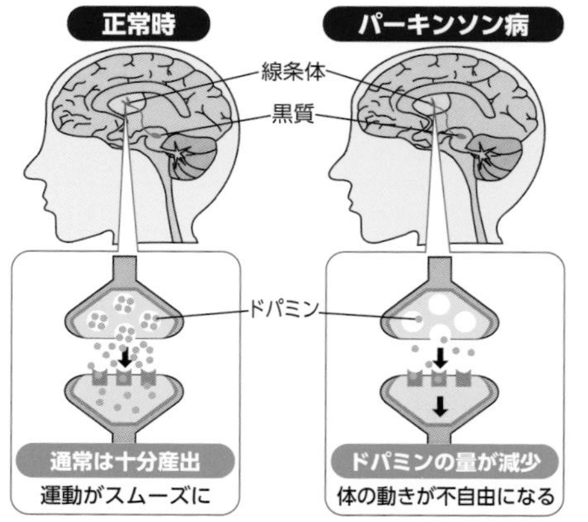

図２　神経伝達物質ドパミンの働き

うつ病

【年間患者数】約 1,600 人

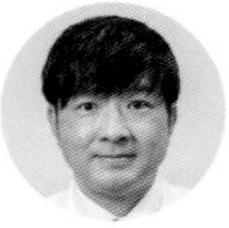

神経科精神科
科長・教授
小坂《こさか》 浩隆《ひろたか》

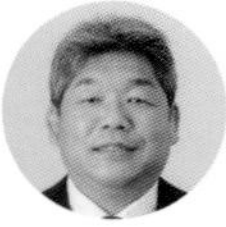

神経科精神科
副科長・准教授
大森《おおもり》 一郎《いちろう》

詳しくはこちらから▶

1 うつ病とは

「ゆううつだ」「気分が落ち込む」などと表現される症状を抑うつ気分といいます。抑うつ気分やその他の精神症状、身体症状が続き、日常生活に支障をきたすようになった場合を、うつ病と呼んでいます。

2 原因・発症の要因

さまざまなストレス因が発症に関与しますが、そうした要因が見当たらないこともあります。体の病気や薬の副作用が原因になっていることもあります。

3 症状

精神症状として、抑うつ気分、趣味が楽しめない、悲観的になる、集中力の低下などがあります。反応が遅い、落ち着かないなどの変化に周囲の人が気づくこともあります。食欲不振や頭痛など身体症状が出ることもしばしばです。

4 治療

休養を取ることが原則です。ストレス因に対しては調整可能かどうかを検討し対応します。症状が強い場合は抗うつ薬による薬物治療を行います。当院では、日本総合病院精神医学会の認定を受け、入院の方を対象に電気けいれん療法も行っています。

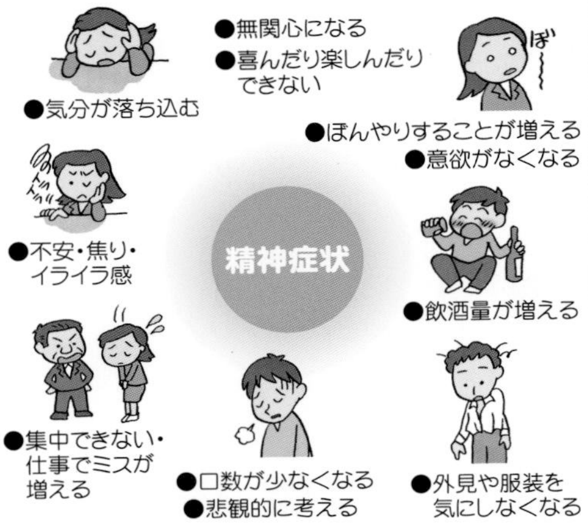

図１　精神症状

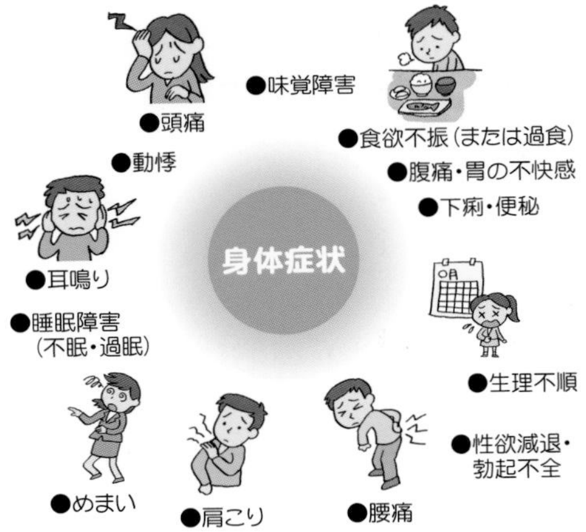

図２　身体症状

医師の1日

外来診療

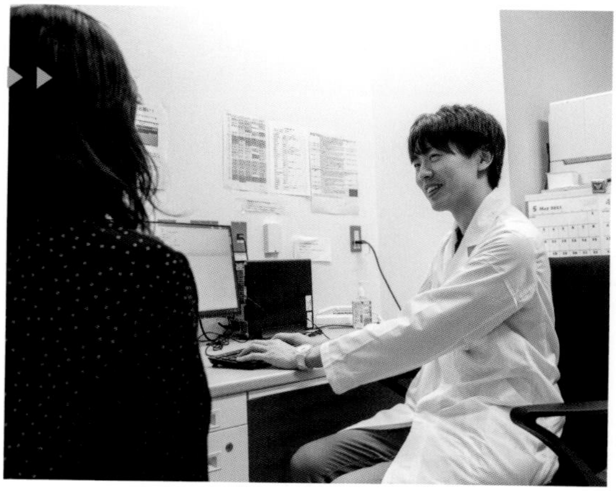

外来で診療をします。症状や困っていることを聞きとり、身体の状態を確認して、不調の原因を探ります。患者さんの不安を取り除けるよう、細かく丁寧に説明をします。診察で病名が特定できたときは、症状に合わせて注射や点滴などの治療行為、あるいは薬の処方をします。

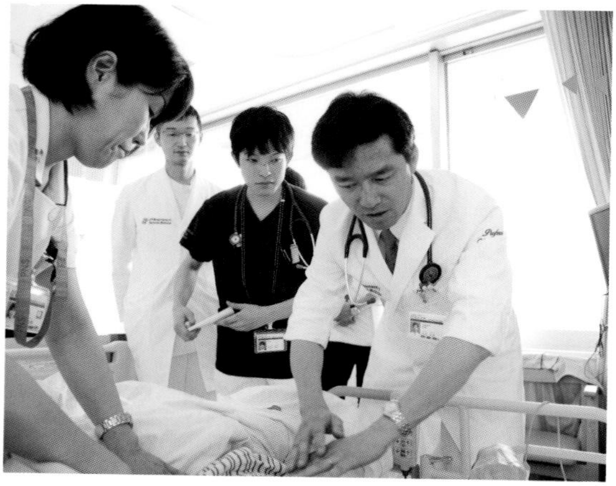

入院患者さんのチェック

入院中の患者さんの容体をチェックします。必要に応じて、採血・輸液路確保・エコー・中心静脈カテーテル挿入・気管挿管・チューブ交換などの処置や検査を行います。また研修医や学生への指導も行います。

治療方針の検討

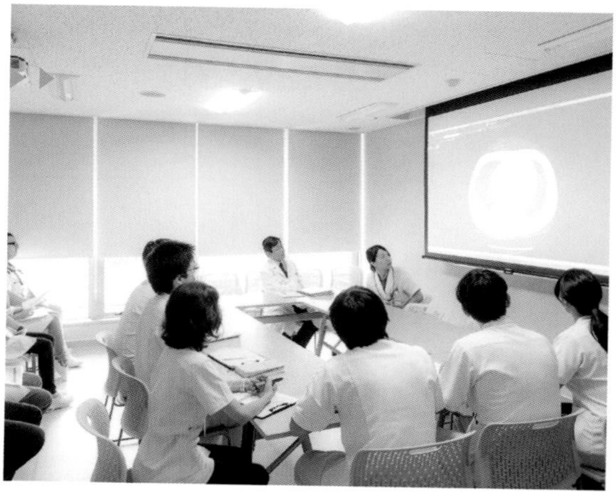

患者さんへの治療について、他の医師と情報共有し、今後の方針を相談します。「最新・最適な治療を安心と信頼の下で」という病院の基本理念に従って、それぞれの患者さんに適した治療方針を検討します。

手術

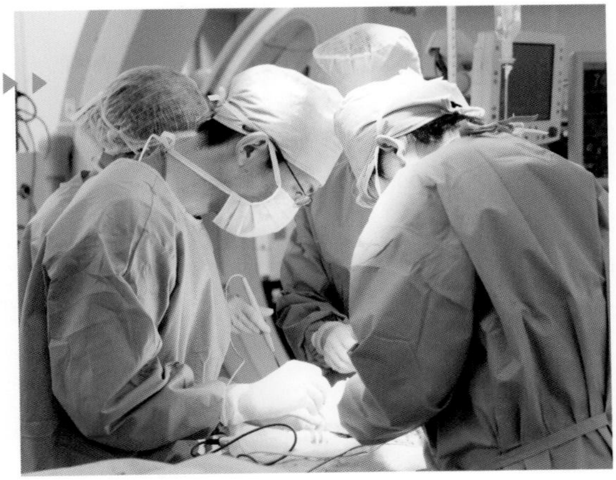

手術を行います。現在、手術室は 10 室あり、年間 6,000 件ほどの手術を行っています。緊急手術にも 24 時間体制で対応しています。手術前には、手術をする患者さんやその親族の方に、現在の病状、手術の仕方などを丁寧に説明し、質問に答えます。また当院では、体への負担が少ない手術も多く取り入れています。

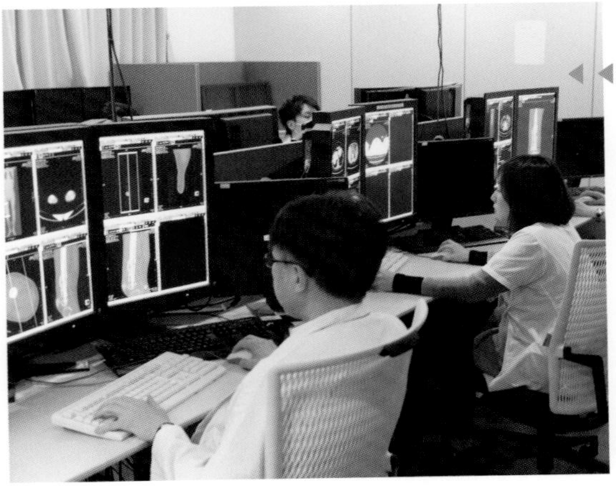

画像検査診断

各種画像検査（レントゲン、CT、MRI など）の診断を行っています。外からでは見ることのできない体の中の様子を、検査機器を使って画像化することで、病状を把握します。腫瘍《しゅよう》などの早期診断や治療後の再発や転移の確認などを行い、適切な治療につなげる重要な役割を果たしています。

救急診療

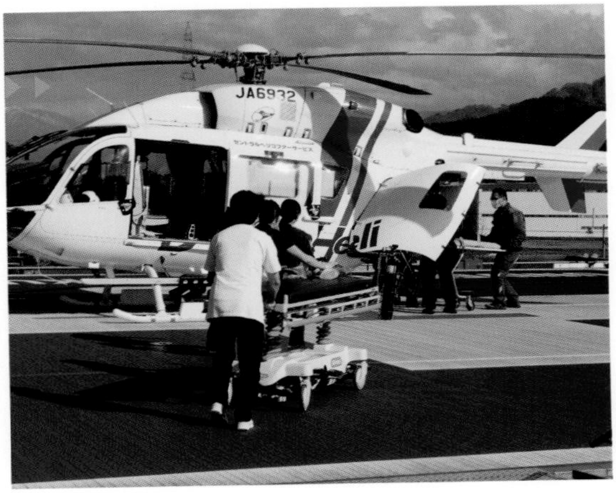

救急対応を行います。救急室に受診するすべての急病、外傷の患者さんを 365 日 24 時間体制で受け入れて初期診療を行い、入院治療や手術が必要な場合には各科の専門医師を呼び、バトンタッチしています。安全に、効率よく、満足度の高い高度な医療を提供するよう努めています。

看護師の仕事

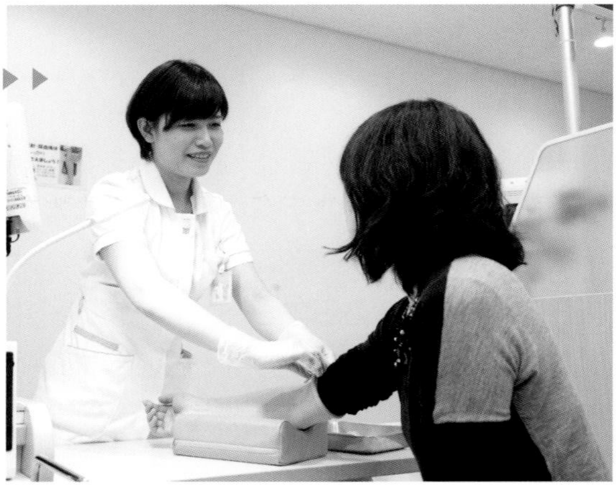

外来業務

外来では採血、血圧測定などをはじめ、さまざまな業務を行います。医師の治療方針に応じて患者さんに生活指導や服薬の説明、次回の通院の案内なども行います。不安を抱える患者さんに対し、一人ひとり丁寧に向き合います。

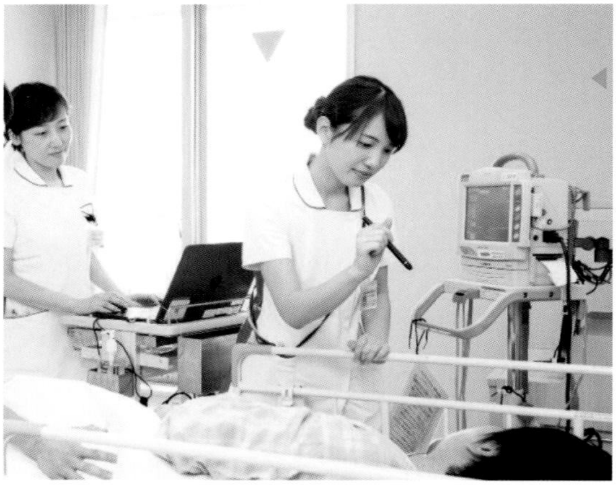

病棟業務

病棟では患者さんのベッドサイドに赴《おもむ》き、検温や心電図測定などを行います。カルテ情報と異なる様子が感じられた場合は、状態悪化のサインだと判断し、主治医にすぐ報告します。いち早く異変に気づくことは重要な使命の一つです。また日々進歩する医療に対し、知識と技術習得に努めています。

検査の補助

患者さんへの検査の補助を行っています。検査時には患者さんのお話をよく伺いながら説明を十分に行い、検査前の不安の軽減に努め、医師・臨床工学技士らと協力し、安全・安楽に検査・治療を受けていただけるように心がけています。

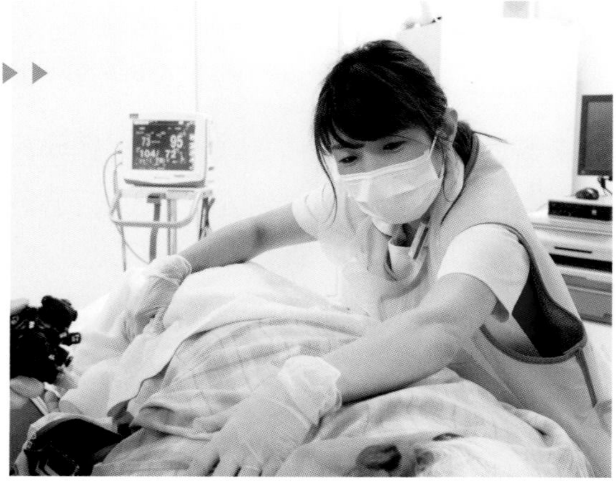

蘇生治療介助

救急搬送された患者さんの蘇生治療介助を行っています。救急車から入ってくる情報を聞いて準備を整えて待ち構え、到着後すぐに医師と看護師で蘇生治療に取り組みます。最新の機器などを総動員し、懸命な治療を行います。

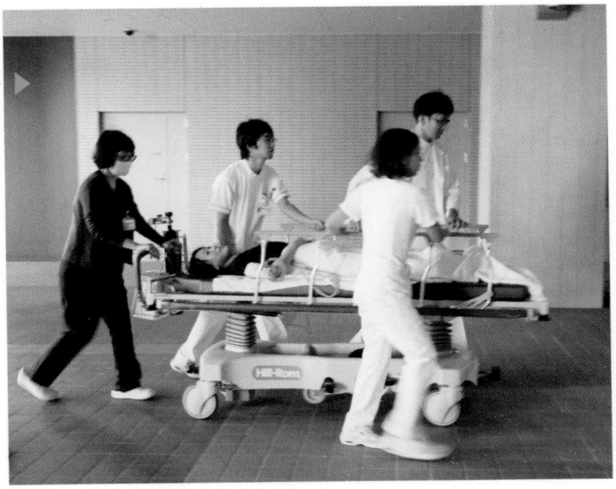

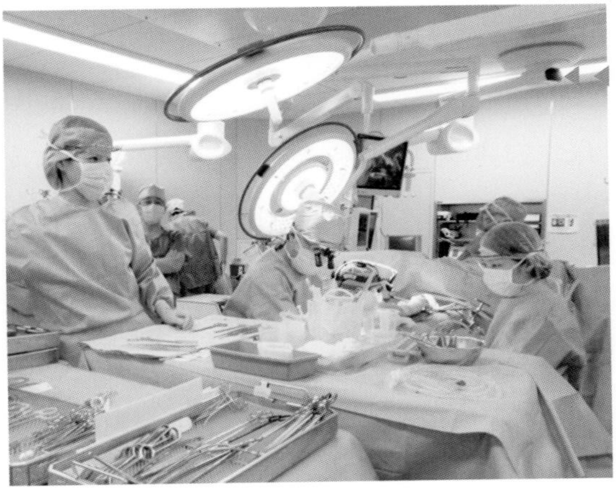

手術の補助

手術の補助を行っています。万全の状態で手術が行えるよう、器材の用意等を行います。手術を受けられる患者さんにとって、手術はさまざまな不安をもたらします。術前訪問を行うなどして、不安を少しでも軽減できるよう努めています。

手術器具の滅菌など

手術器具等の滅菌を行っています。使用済み医療器械の確実な再生処理や滅菌の質保証に努めています。特に隣接する手術部とは、日々のコミュニケーションを密にして、手術医療が安全・確実に遂行できるようスタッフが一丸となって取り組んでいます。

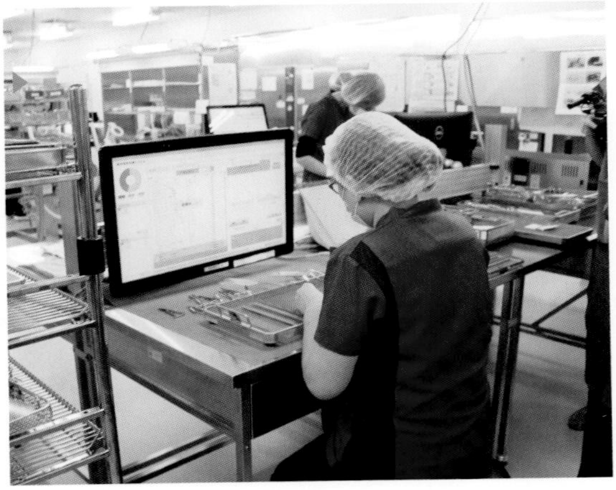

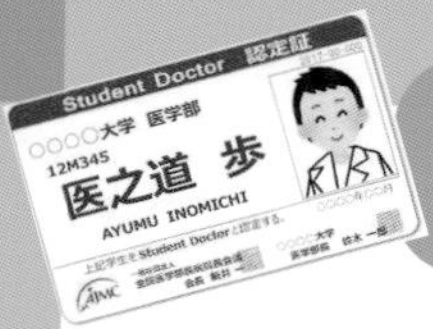

Student Doctor とは

Student Doctor の資格

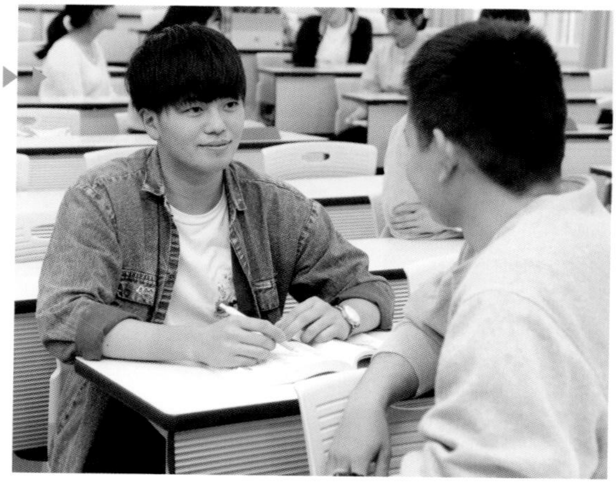

Student Doctorとは、医学科４年次までに所定の単位を取得の上、全国共通の試験に合格した学生に対して付与される資格で、臨床実習にあたって備えておくべき知識・技能・態度を身につけていることが認められた医学生のことです。

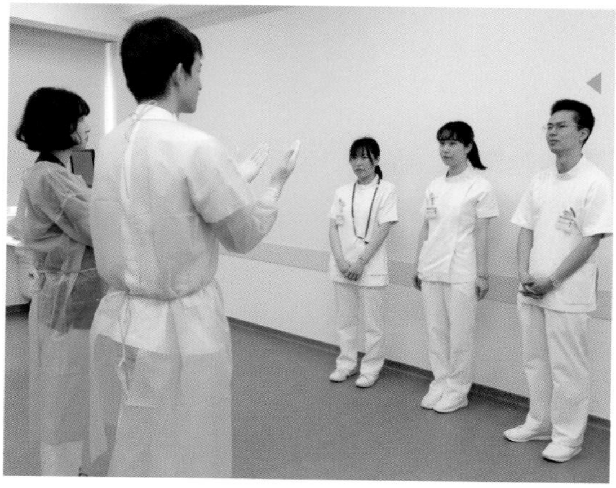

臨床実習に備えて

４年次の終盤には、診断学実習を通じていよいよ臨床実習を行うための技術や態度の習得、知識の統合を行います。具体的には、医療面接や身体診察の手法、基本的な外科手技、一次救命処置などを小グループに分かれて実践的に学んでいきます。

シミュレーターで技能習得

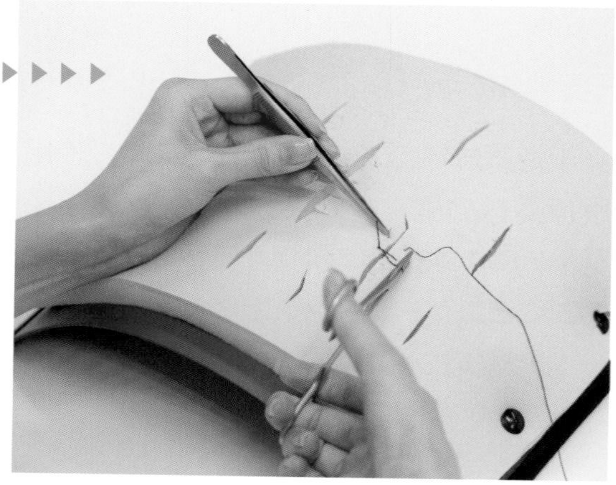

患者さんの安全を確保するため、シミュレーターを繰り返し使って技能を得てから、患者さんに診療を行っています。当院には福井メディカルシミュレーションセンターが併設されており、多彩なシミュレーターを用いて、さまざまな状況に応じた対応を学んでいます。

指導医からの教え

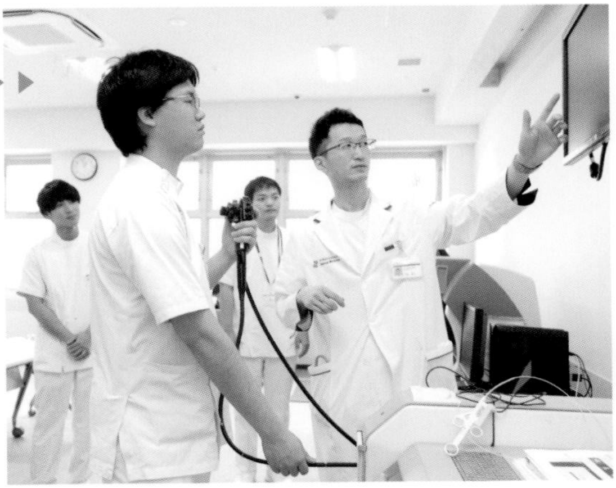

指導医からレクチャーを受けます。患者さんへの下部消化管内視鏡検査を実際に見学させてもらい、その後、シミュレーターを使った内視鏡の指導を受けています。シミュレーターを使って、一定水準の技能が得られたことが確認できて初めて、指導医の指導のもとでの患者さんへの処置が許可されます。

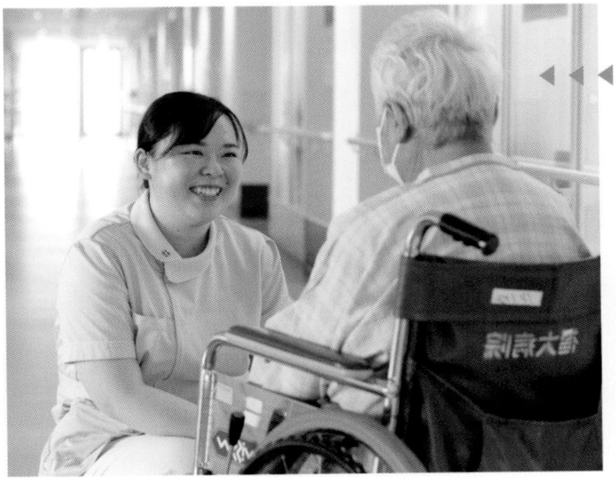

多職種とのコミュニケーション

病棟では指導医に相談しながら、看護師に患者さんの副作用の観察を依頼することもあります。コメディカルスタッフとの連携がとても重要です。多職種と連携して、患者さんへ安全で安心な医療の提供に努めています。

「良き臨床医」を養成するために

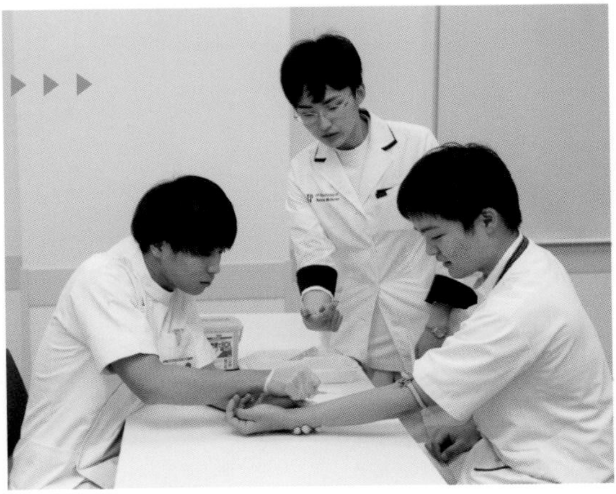

実際に患者さんを診療するまでには、シミュレーターを用いた研修だけでなく、Student Doctor同士で互いに処置などを行うこともあります。診療参加型臨床実習は「良き臨床医」を養成するために必要不可欠となっていますので、ご理解とご協力をお願い申し上げます。

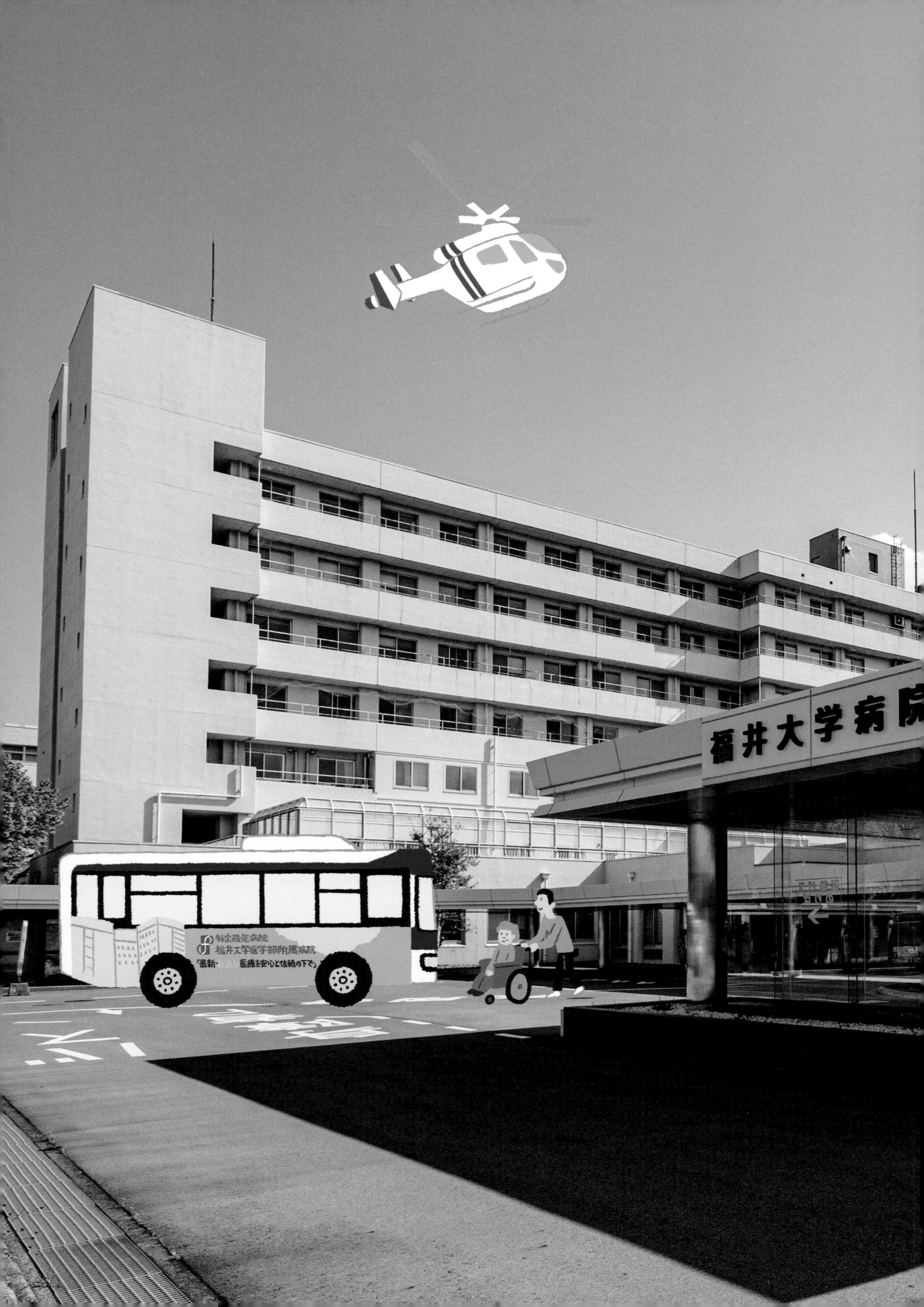
福井大学病院
特定機能病院
福井大学医学部附属病院
「最新・医療を安心と信頼の下で」

診療科と組織紹介

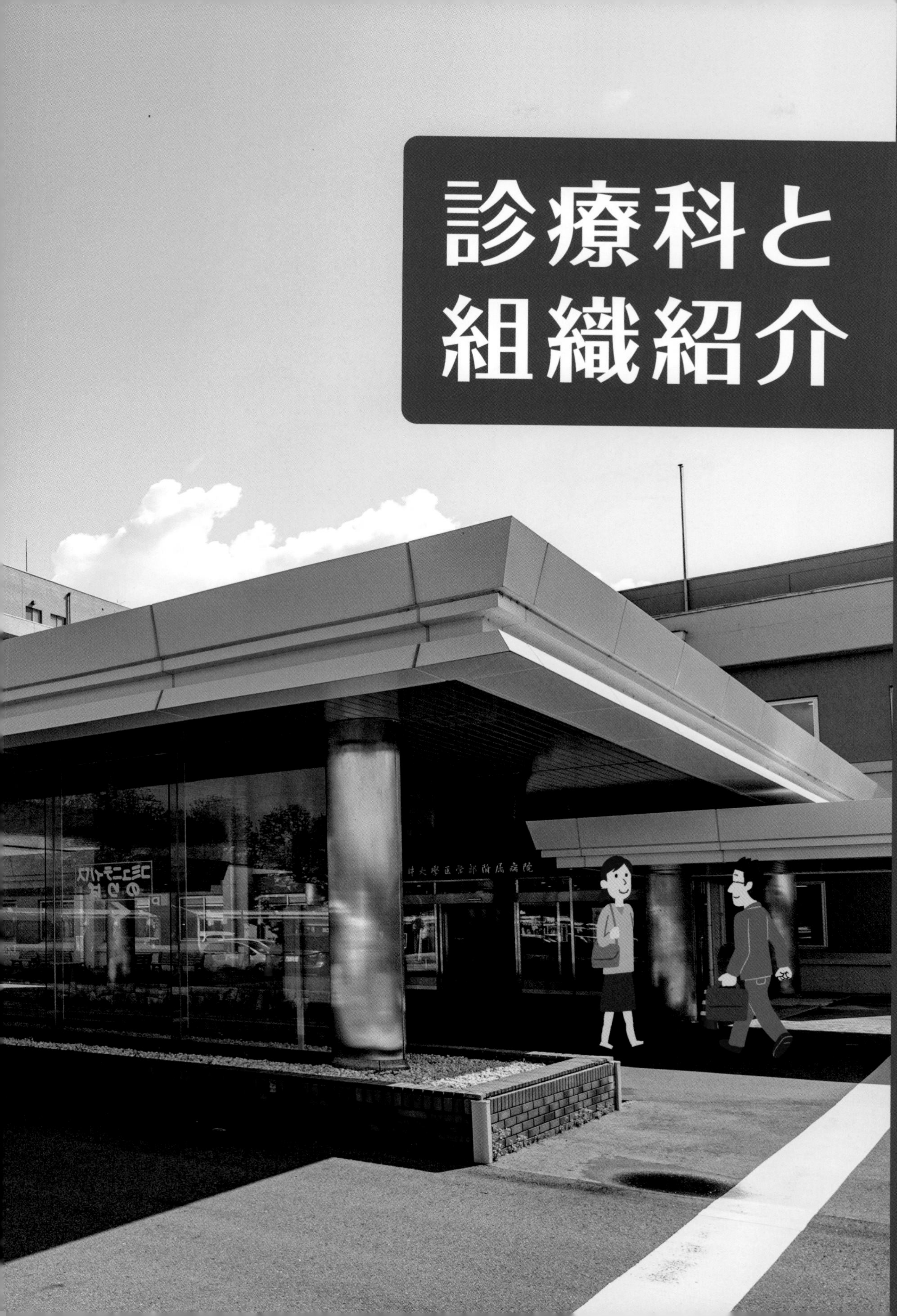

Index

診療科と組織紹介では、

スタッフ、診療内容、診療体制、診療実績、

高度医療例、症状・対象疾患などを紹介しています。

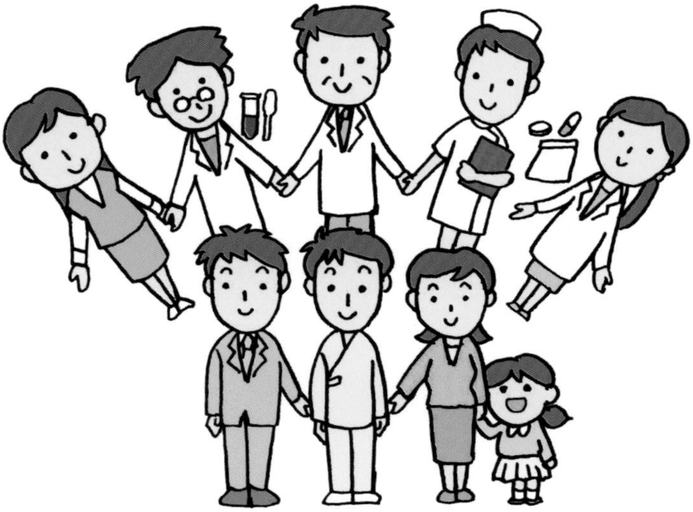

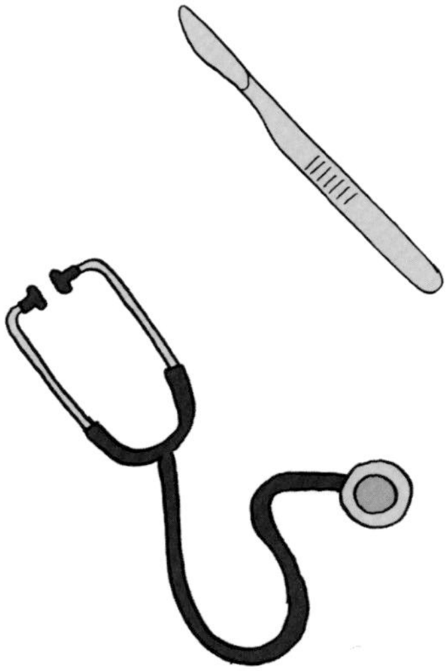

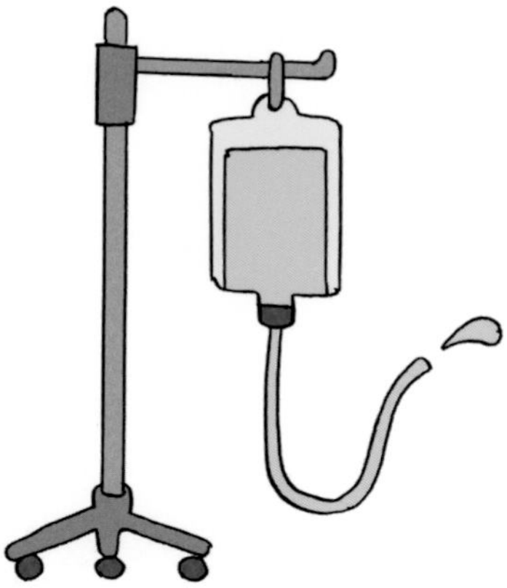

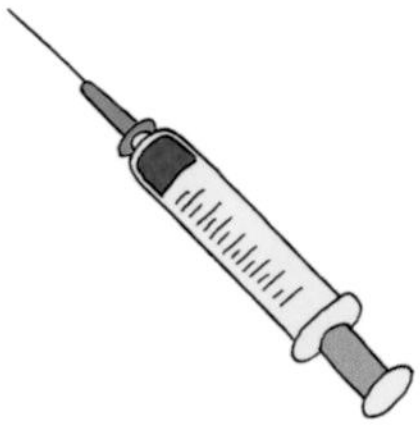

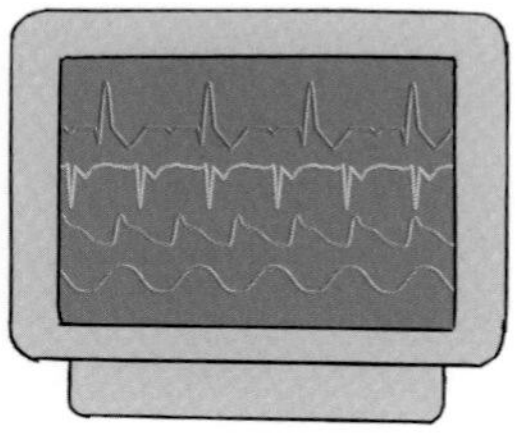

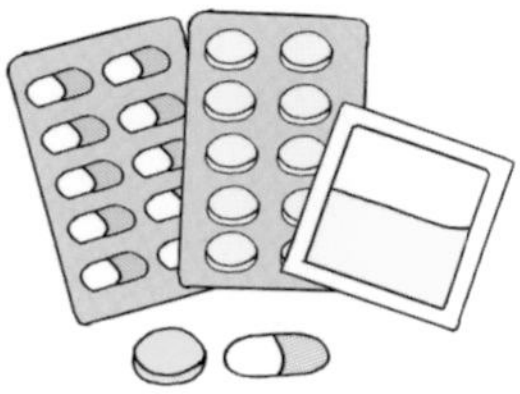

血液・腫瘍内科

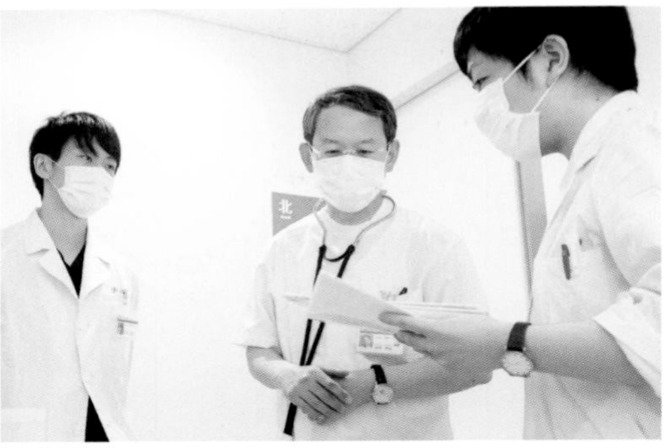

がん薬物療法を専門とする内科です。対象疾患は白血病、悪性《あくせい》リンパ腫《しゅ》、多発性骨《たはつせいこつ》髄腫《ずいしゅ》などの血液がんが中心ですが、大量療法や固形がんの専門的治療にも対応します。また貧血や出血症状など、すべての血液疾患を血液専門医として診療します。

診療体制

外来診療では、各教官が交代で毎日診療を行い他院からの紹介にも対応しています。病棟診療では、常時30～40人の患者さんが入院され、1人の患者さんを教官、大学院生・医員、研修医の複数医師で担当します。週1回、教授（診療科長）による回診を行い、さらに医師だけでなく、看護師、薬剤師、検査技師も交えカンファレンスを行い、一人ひとりの患者さんの診断と治療方針を検討しています。

年間診療実績

外来患者数 **6,089** 人
入院患者数 **12,558** 人

高度医療例

- 分子標的療法《ぶんしひょうてきりょうほう》
- 抗がん薬大量療法
- 造血幹細胞移植療法
- 未承認薬、治験薬を用いた先端的薬物療法

症状・対象疾患

急性骨髄性白血病、急性リンパ性白血病、慢性骨髄性白血病、慢性リンパ性白血病、骨髄異形成症候群、悪性リンパ腫、多発性骨髄腫、真性多血症、本態性血小板血症、骨髄線維症などの造血器悪性腫瘍、鉄欠乏性貧血、悪性貧血、溶血性貧血、再生不良性貧血、夜間発作性血色素尿症、遺伝性球状赤血球症、特発性血小板減少性紫斑病、血栓性血小板減少性紫斑病、播種性血管内凝固症候群、血友病などのすべての血液疾患、さらに固形腫瘍の専門的化学療法にも対応します。また、痛風・高尿酸血症の専門的診療を行います。

血液・腫瘍内科 スタッフ

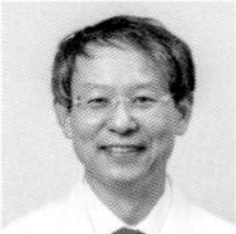

科長・教授
山内 高弘

副科長・講師・病棟医長 ………… 根来 英樹
助教・外来医長 ………… 森田 美穂子
輸血部・講師 ………… 細野 奈穂子
がん診療推進センター・助教 … 松田 安史

詳しくはこちらから▶

感染症・膠原病内科

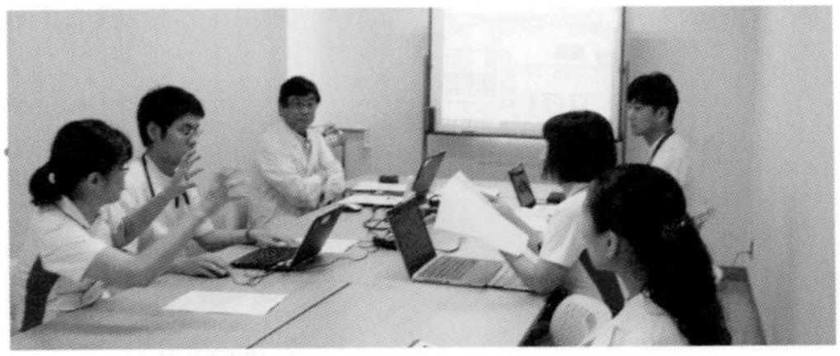

専門領域として免疫不全患者に合併する感染症の診断および治療、HIV/AIDSの診療、関節リウマチなどの膠原病《こうげんびょう》に対する診療、不明熱の診断、院内感染対策を中心に診療しています。

診療体制

免疫不全患者に合併する感染症の診断・治療、HIV/AIDSの診療、関節リウマチなどの膠原病に対する診療、不明熱の診断をはじめ、院内感染対策にも取り組んでいます。充実した院内感染対策をめざし、医療環境制御センター・感染制御部と協力して活動に参加し、院内感染予防に努めています。院内外よりさまざまな病原体に対する、感染対策についてのコンサルトを受け付けています。

年間診療実績

外来患者数 **2,688** 人
入院患者数 **486** 人

高度医療例

- HIV感染者に対するARTの早期導入
- 菌血症の質量分析による早期診断
- 生物学的製剤の関節リウマチへの導入
- 難治性MRSA感染症の治療
- 抗菌薬のPK/PD理論に基づく投与法
- 新型コロナウイルス感染症対策

症状・対象疾患

- **免疫不全患者に合併する感染症の診断・治療**
近年、著明な発展を遂げているがん治療に伴い、免疫不全のある患者さんが急増しています。このような症例に合併する日和見《ひよりみ》感染*1の診断、治療は最も多く扱う領域です。
- **HIV/AIDSの診療**
早期にHIV感染を診断し、適切な時期に強力な抗ウイルス療法を開始するよう努めています。
- **関節リウマチなどの膠原病に対する診療**
早期より関節リウマチの強力な治療を行うことで、寛解《かんかい》率*2の上昇が期待されることも示唆され、関節リウマチの早期診断、早期治療が重要となってきています。
- **不明熱の診断**
発赤《ほっせき》、腫脹《しゅちょう》、発熱、疼痛《とうつう》を伴う「炎症」を有する原因不明の疾患の鑑別、治療にあたります。

*1　日和見感染：体の抵抗力が落ちて、普段は害のないような弱い細菌やウイルスなどによって感染してしまうこと
*2　寛解：病気の症状が、一時的あるいは継続的に軽減した状態

感染症・膠原病内科 スタッフ

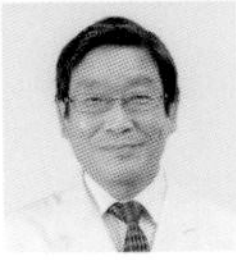

科長・教授
岩﨑 博道

副科長・助教・外来医長 …… 廣田 智哉
教授 …… 浦﨑 芳正

詳しくはこちらから▶

脳神経内科

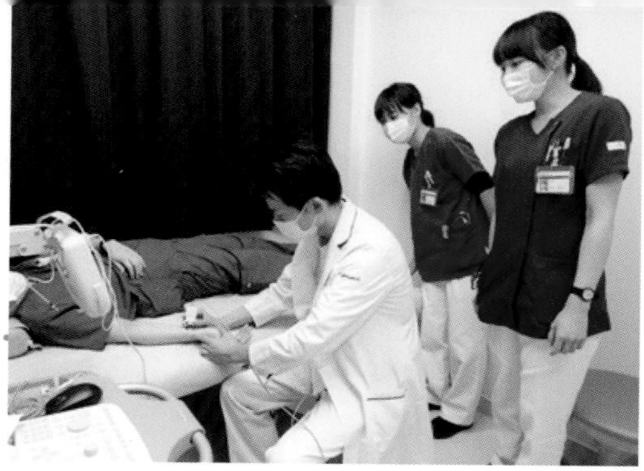

中枢《ちゅうすう》神経から末梢《まっしょう》神経・筋肉に及ぶ病気を幅広く担当し、診療しています。脳血管障害、神経変性疾患、免疫性神経疾患、神経感染症などが主な疾患です。意識障害、めまい、頭痛など、日常的に頻度《ひんど》の高い症状を起こした患者さんを積極的に診療しています。

診療体制

脳血管障害は超急性期から慢性期までの連続的診療体制を確立しています。パーキンソン病、片頭痛、てんかん、めまい、手足のしびれなどの頻度の高い疾患のみならず、神経難病の診療にも力を入れており、原因不明の神経疾患の紹介患者さんも多数います。外来および入院患者さんの診療には、それぞれの専門医があたり、関連の診療科と連携し対応します。神経生理学的検査や超音波検査などの特殊検査も熟練した医師が行います。また、症例検討を毎日行い、治療方針を決定し診療にあたっています。

年間診療実績

外来患者数 **8,406** 人
入院患者数 **6,924** 人

高度医療例

超急性期脳梗塞《のうこうそく》に対する血栓溶解療法、免疫性神経疾患に対する免疫グロブリン大量療法・血漿《けっしょう》交換療法、眼瞼《がんけん》・顔面けいれん、痙性斜頸《けいせいしゃけい》に対するボツリヌス療法、パーキンソン病に対する脳神経外科と協同しての脳深部刺激療法（DBS）、および外来での電圧調整、ミトコンドリア脳筋症に対する特殊療法、超早期アルツハイマー型認知症には、アミロイドβ蛋白《たんぱく》プロトフィブリルに対する抗体を用いた治験も行っています。また筋ジストロフィーや筋萎縮性側索硬化症《きんいしゅくせいそくさくこうかしょう》に対するロボットスーツ型リハビリ装置HALを用いたリハビリを北陸三県で唯一当院でのみ行っています。

症状・対象疾患

頭痛、めまい、しびれ、麻痺《まひ》、ふらつき、物忘れ、意識障害、ふるえ、けいれん、歩行障害など、さまざまな症状をきたす病気の診療にあたっています。対象とする疾患は、脳血管障害、認知症、変性疾患（パーキンソン病、筋萎縮性側索硬化症、脊髄小脳《せきずいしょうのう》変性症《へんせいしょう》）、筋疾患、末梢神経障害、神経感染症（髄膜炎《ずいまくえん》、脳炎）、てんかん、片頭痛、不随意運動症などです。特に難治性の神経の病気、診断不明の神経の病気の原因検索、治療法の検討には力を入れています。

脳神経内科 スタッフ

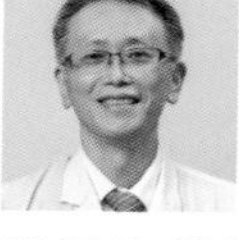

科長・診療教授
濵野 忠則

副科長・講師・外来医長 …… 井川 正道
地域医療推進講座・教授 …… 山村 修
助教・病棟医長 …… 白藤 法道
特命助教 …… 榎本 崇一

詳しくはこちらから▶

消化器内科

消化器内科は、食道、胃、十二指腸、小腸、大腸などの消化管疾患と肝臓、胆のう、膵臓《すいぞう》などの疾患の診療を担当します。また、消化器内視鏡による種々の疾患の診断と特殊治療を担当します。

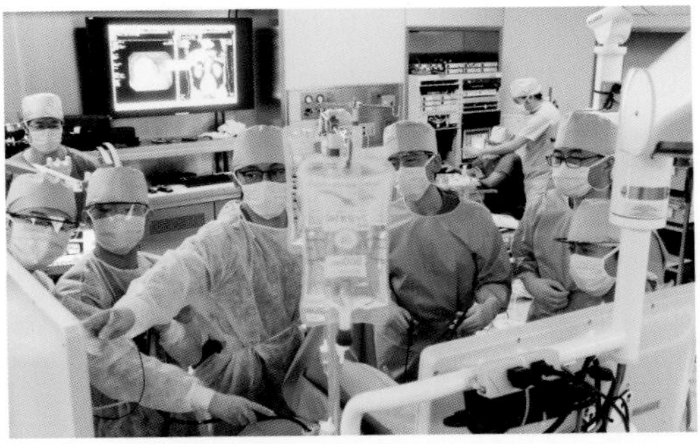

診療体制

外来診療は消化器病専門医・指導医、消化器内視鏡専門医・指導医、肝臓専門医・指導医が担当します。入院診療では指導医・主治医・研修医との複数医担当制で診療を行います。治療方針は毎週月曜・金曜のカンファレンスで決定します。

年間診療実績

外来患者数 **15,713** 人
入院患者数 **16,276** 人

高度医療例

- 消化管早期がんに対する内《ない》視《し》鏡《きょう》的《てき》粘《ねん》膜《まく》下《か》層《そう》剥《はく》離《り》術《じゅつ》（ESD）
- ヘリコバクター・ピロリ胃炎に対する三次除菌・四次除菌治療
- リアルタイム仮想エコー支援によるRFA
- 電《でん》気《き》水《すい》圧《あつ》衝《しょう》撃《げき》波《は》結《けっ》石《せき》破《は》砕《さい》術《じゅつ》（EHL）による胆管結石治療

症状・対象疾患

吐血・下血・閉塞性黄疸《へいそくせいおうだん》に対しては24時間体制で緊急対応します。逆流性食道炎、食道がん、食《しょく》道《どう》静《じょう》脈《みゃく》瘤《りゅう》、胃炎、胃《い》潰《かい》瘍《よう》、胃がん、十二指腸潰瘍、腸炎、大腸ポリープ、大腸がん、潰瘍性大腸炎、クローン病、膵石《すいせき》、膵炎、膵臓がん、胆のう結石、胆のう炎、胆のうがん、胆管結石、胆管炎、胆管がん、肝炎、肝硬変、肝臓がん、転移性肝がんなど、消化管・消化器実質臓器疾患すべてを対象として診療します。

消化器内科 スタッフ

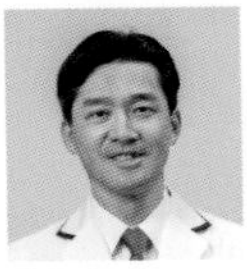

科長・教授
中本 安成

副科長・講師	大谷 昌弘
准教授・外来医長	平松 活志
講師・病棟医長	松田 秀岳
助教	大藤 和也
助教	高橋 和人
助教	内藤 達志

詳しくはこちらから▶

内分泌・代謝内科

下垂体《かすいたい》、甲状腺、副甲状腺、副腎《ふくじん》、糖尿病、高血圧、脂質異常症や生活習慣病などの診断と治療を行っています。特徴は患者さんの個々の病態に応じてきめ細かく治療を行っていることです。症例により薬物療法のみならず栄養、運動療法の具体的計画と継続状態を毎回の診察に合わせて評価し、適切な治療に生かします。

診療体制

糖尿病に合併する心腎血管病《しんじんけっかんびょう》や代謝障害の進行防止に積極的に取り組み、糖尿病教室も開催しています。糖尿病外来では食事指導、運動療法など生活習慣を改善することを目標に、各々の患者さんに応じた指導を行っています。また、合併症の診断やケアに対して、糖尿病療養指導士（糖尿病の指導資格を持った栄養士、看護師、薬剤師、理学療法士など）が、病状や治療法について分かりやすく説明をしています。糖尿病の患者さんの親睦団体である医糖会の活動も定期的に行っています。

年間診療実績

外来患者数 **9,037** 人
入院患者数 **2,959** 人

高度医療例

先進医療として患者さんそれぞれの生まれもった体質に応じた医療（服の仕立て屋さんにちなんでテーラーメイド医療ともいいます）を行っています。（正式登録名称：G-DOC study investigators）

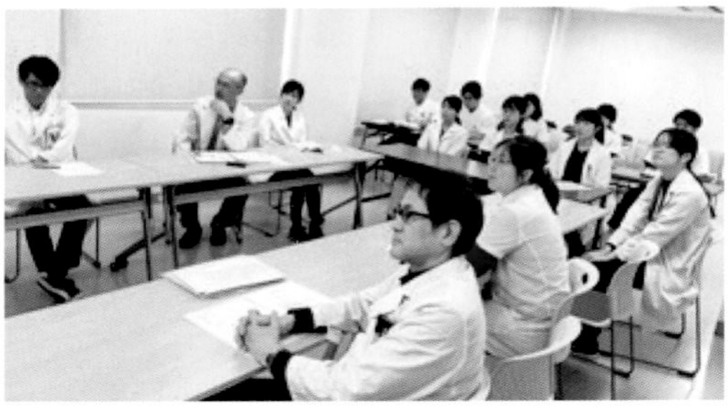

症状・対象疾患

専門性の高い内分泌疾患に加え、糖尿病、高血圧、高脂血症など、心腎血管病のリスクである生活習慣病について総合的に管理し、患者さんの健康と長生きに貢献します。内分泌専門医が下垂体《かすいたい》・甲状腺・副甲状腺・副腎《ふくじん》のホルモン、各種電解質異常に関する病気の診療を行っています。また、動脈硬化症（狭心症《きょうしんしょう》・心筋梗塞《しんきんこうそく》・脳梗塞《のうこうそく》・閉《へい》塞性動脈硬化症《そくせいどうみゃくこうかしょう》）の発症原因は生活習慣にあり、特に糖尿病・高血圧・脂質異常症・メタボリックシンドローム・慢性腎臓病《まんせいじんぞうびょう》の管理が重要です。当科は将来の動脈硬化病変発症のリスクである、これらの病気の長期にわたる治療を専門分野としています。

内分泌・代謝内科 スタッフ

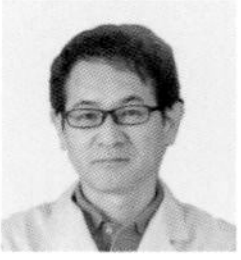

科長・診療教授
此下 忠志

助教・外来医長 ……… 佐藤 さつき
特命助教・病棟医長 ……… 斉藤 理恵

詳しくはこちらから▶

呼吸器内科

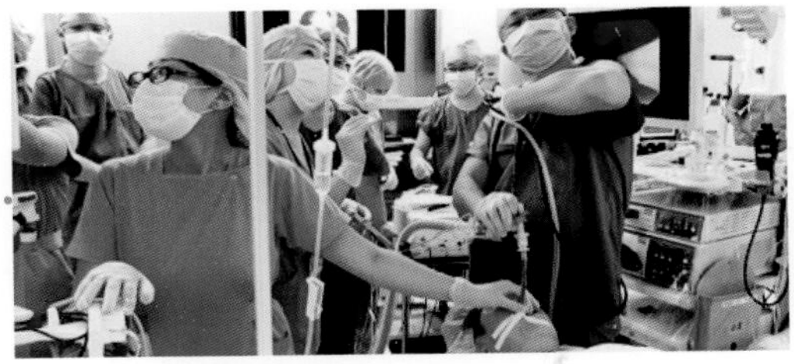

肋骨《ろっこつ》に囲まれた胸郭内の中で、心臓・大血管、食道を除いた気管・気管支・肺、胸膜・胸壁、縦隔《じゅうかく》に起こった疾患を扱います。具体的には、腫瘍性疾患《しゅようせいしっかん》、呼吸器感染症、アレルギー・炎症性疾患、慢性閉塞性肺疾患《まんせいへいそくせいはいしっかん》、間質《かんしつ》性肺炎《せいはいえん》、膠原病性肺疾患《こうげんびょうせいはいしっかん》、職業性肺疾患、肺血管性疾患などの病気を診療しています。

診療体制

外来診療は月～金曜の午前中に行っています。地域の一般病院や医院から地域医療連携部を介して、紹介・予約してください。入院診療は呼吸器内科指導医、医員、研修医がチームを組んで、各疾患ガイドラインに基づきつつ、個々の患者さんに合った診断・治療・インフォームドコンセント（説明と同意）を行っています。さらに科長回診、肺がん治療については呼吸器外科や放射線治療医とのカンファレンス、間質性肺炎の診断においては病理診断医・放射線診断医との連携を通して診断を深め、より良い治療法を工夫しています。

年間診療実績

外来患者数 **8,721** 人
入院患者数 **11,362** 人

高度医療例

- 重症気管支喘息《ぜんそく》に対する気管支サーモプラスティ・抗体治療
- PET-CT による肺がんやびまん性炎症性肺疾患の診断
- 極細気管支内視鏡・超音波内視鏡による高度内視鏡診断
- 肺がんの集学的治療
- びまん性肺疾患・肺がんのクライオバイオプシーによる診断
- 呼吸器感染症（主に肺炎）の最適治療

症状・対象疾患

症状：咳《せき》（急性、遷延性、慢性）、痰《たん》（粘性、膿性、血性）、喀血《かっけつ》、後鼻漏《こうびろう》・咳払い、息切れ・呼吸困難（急性、慢性、運動時）、喘鳴《ぜんめい》、胸痛、呼吸異常（過呼吸、無呼吸）、胸部レントゲン写真異常、胸水貯留、非特異的な発熱、倦怠感《けんたいかん》、体重減少ほか

対象疾患：肺がん、特発性間質性肺炎、肺炎（呼吸器感染症）、気管支喘息、COPD（肺気《はいき》腫《しゅ》）、膠原病性肺疾患、アトピー咳嗽《がいそう》、副鼻腔《ふくびくう》気管支症候群、びまん性汎細《はんさい》気管支炎、気管支拡張症、肺結核、肺非結核性抗酸菌症、薬剤性肺炎、職業性肺疾患（珪肺《けいはい》、アスベスト肺、金属肺）、過敏性肺臓炎、サルコイドーシス、肺血管炎、肺血栓塞栓症、肺高血圧症ほか

呼吸器内科 スタッフ

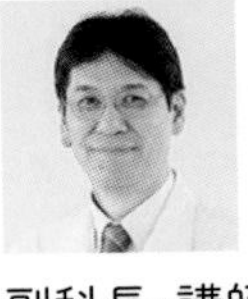

科長・教授
石塚 全

副科長・講師・病棟医長 …… 梅田 幸寛
助教 …… 安齋 正樹
講師・外来医長 …… 早稲田 優子

詳しくはこちらから▶

腎臓内科

慢性腎臓病《まんせいじんぞうびょう》（CKD）を中心に、予防と健診時の尿異常から透析・移植医療に至るまで幅広く診療しています。また、糖尿《とうにょう》病性腎症《びょうせいじんしょう》、慢性腎炎《まんせいじんえん》・ネフローゼ症候群、高血圧性腎硬《こうけつあつせいじんこう》化《か》症《しょう》、ループス腎炎などの主要疾患を対象に、院内の関連科や関連病院と連携して腎臓専門の立場から地域医療に貢献しています。

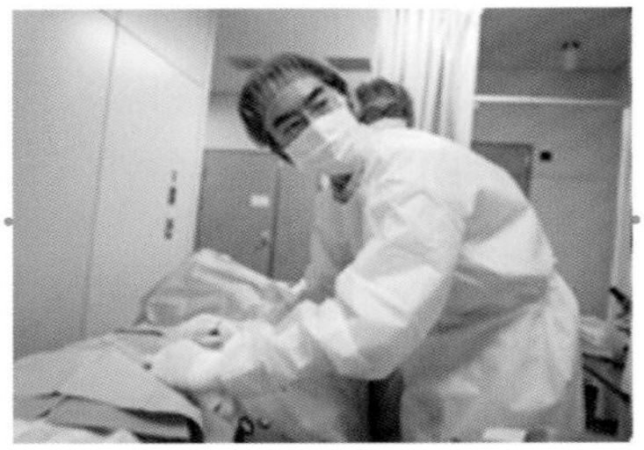

腎生検は、他科からの依頼を含めると年間約50件の診断

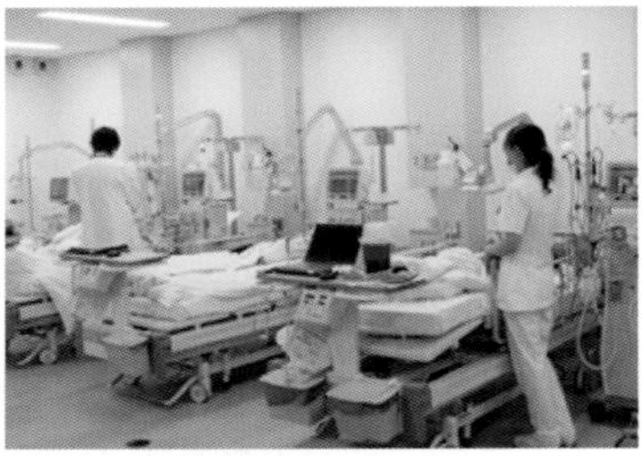

透析室も拡充され透析診療も行っています

診療体制

外来診療は月～金曜の午前中に専門外来を担当しています。入院診療は、経験を積んだ医師が指導医になって研修医とともに診療にあたり、毎週臨床カンファレンスや教授回診をして、的確な診断と治療を心がけています。終末期の腎不全には血液浄化療法部で、透析の開始から外来通院透析まで対応しています。

年間診療実績

外来患者数 **6,831** 人
入院患者数 **4,635** 人

高度医療例

IgA腎症では、腎生検で比較的予後不良あるいは予後不良と診断された場合、ステロイドパルス療法を行っています。病状により扁桃腺摘出を行うこともあります。難治性ネフローゼ症候群やANCA関連血管炎に対しては、リツキシマブを用いた積極的治療を行っています。

症状・対象疾患

対象となる症状は、浮腫《ふしゅ》、血尿、蛋白尿《たんぱくにょう》、高血圧が代表的です。糸球体腎炎やネフローゼ症候群は一次性の腎臓病で、当科で扱う病気です。腎機能低下例の手術前後の相談や、電解質異常の相談を受けることも多々あります。また、多くの内科疾患、例えば、糖尿病、高血圧、心不全、膠原《こうげん》病《びょう》などに合併する腎臓病診療を行っています。慢性腎不全については、透析導入前や、通院透析患者さんおよび腹膜透析患者さんの管理はもとより、腎臓移植患者さんの管理も行っています。血液浄化療法部では、アフェレーシスや急性腎不全の治療も受け入れています。

腎臓内科 スタッフ

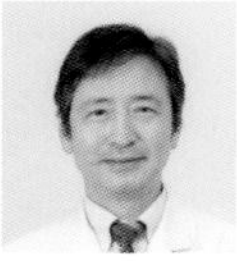

科長・教授
岩野 正之

副科長・准教授	糟野 健司
診療准教授・外来医長	高橋 直生
助教・病棟医長	三上 大輔
特命助教	小林 麻美子

詳しくはこちらから▶

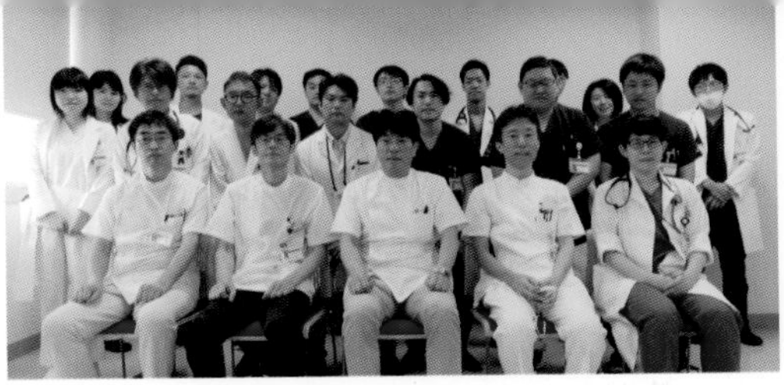

循環器内科

虚血性心疾患《きょけつせいしんしっかん》（狭心症《きょうしんしょう》、心筋梗塞《しんきんこうそく》）、不整脈、心不全、心臓弁膜症、心筋心膜疾患、大動脈疾患、急性肺血栓塞栓症《きゅうせいはいけっせんそくせんしょう》、肺高血圧症、先天性心疾患、末梢動脈疾患《まっしょうどうみゃくしっかん》および高血圧症を中心として、成人循環器疾患全般を診療しています。特に虚血性心疾患、重症心不全、難治性不整脈に対する高水準の先端治療に重点を置いています。

診療体制

10人を超える専門スタッフによるチーム制をとり、24時間体制で心臓救急疾患への対応を行っています。特に急性心筋梗塞、重症心不全、致死的不整脈などに対しては、冠動脈カテーテル治療、大動脈バルーンパンピング、経皮的心肺補助や持続血液濾過などの体外循環、ペースメーカー、および除細動器植え込みを駆使した高度救命治療を積極的に行っています。また、高水準でありながら患者さんにやさしい医療の提供をモットーに、安全かつ低侵襲《ていしんしゅう》（体への負担の少ない）な治療に努めています。

年間診療実績

外来患者数 **11,902** 人
入院患者数 **12,935** 人

高度医療例

- 心血管カテーテル治療（ロータブレーター、エキシマレーザー冠動脈形成術を含む）
- 末梢血管カテーテル治療
- 心臓再同期療法（両心室ペースメーカー）
- 植込み型除細動器移植術（経静脈と完全皮下植込み型除細動器）
- 高周波カテーテルアブレーション、クライオバルーンアブレーション、超高密度マッピング
- ペースメーカー療法（リードレスペースメーカー、ヒス束ペーシングを含む）
- 経カテーテル大動脈弁《だいどうみゃくべん》置《ち》換術《かんじゅつ》
- 左心耳閉鎖デバイス植込術

症状・対象疾患

以下のような症状を自覚する方は循環器内科を受診してください。
・胸や背中が発作的にしめつけられることがある。
・運動時に息切れを自覚する。
・息苦しくて仰向けに寝られない。手足がむくむ。
・胸がドキドキしたり、脈が飛んだりすることがある。
・意識が遠のいて血の気がひくようなことがある。
・歩行時にふくらはぎに痛みを感じる。
そのほか、健康診断で血圧が高い、心電図に異常がある、レントゲンで心臓が大きいなどの指摘を受けた場合にも循環器内科を受診してください。

循環器内科 スタッフ

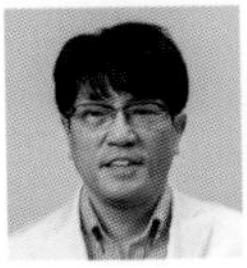

科長・教授
夛田 浩

副科長・准教授 …… 宇隨 弘泰
講師・外来医長 …… 石田 健太郎
助教・病棟医長 …… 玉 直人
特命助教 …… 青山 大雪
助教 …… 長谷川 奏恵
助教 …… 関原 孝之

詳しくはこちらから▶

消化器外科

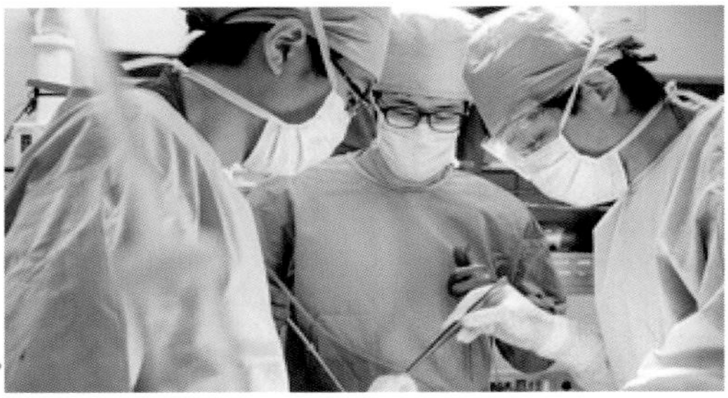

食道がん、胃がん、大腸がん（結腸がん、直腸がん）、肝臓がん、膵臓《すいぞう》がん、胆道がん（胆嚢《たんのう》がん、胆管がん）などの消化器がんに対し、がん治療ガイドラインに基づき、患者さんの生活の質（QOL）を維持しつつ、がんの根治《こんち》*をめざした外科手術並びに化学療法を行っています。また、胆石性胆嚢炎、大腸憩室炎《だいちょうけいしつえん》、虫垂炎《ちゅうすいえん》、腸閉塞《ちょうへいそく》などの良性疾患に対する外科治療も行っています。

＊根治：完全に治すこと。

診療体制

外来診療は、火・木・金曜で、主に紹介患者さんを中心に初診・再診を予約制で行っています。なお救急については随時受け入れ可能です。

治療方針は、全消化器外科医師と栄養サポートチーム、緩和医療チームなどの他職種も参加してカンファレンスを行い、症例ごとに検討し、決定しています。綿密な外科診断学に基づき、病態に応じた根治手術とQOLの維持を両立できるよう、最新で患者さんに適した治療を提供できるよう努めています。

年間診療実績

外来患者数 **8,547** 人

入院患者数 **20,720** 人

高度医療例

- 悪性疾患を中心とした消化器疾患に対する低侵襲性《ていしんしゅうせい》：腹腔鏡手術《ふくくうきょうしゅじゅつ》／ロボット手術
- 下部直腸がんに対する肛門括約筋切除《こうもんかつやくきんせつじょ》を伴う肛門温存手術《こうもんおんぞんしゅじゅつ》
- 高度進行肝・胆管・膵がんに対する血管合併切除を伴った膵頭十二指腸切除《すいとうじゅうにしちょうせつじょ》・肝切除
- 大腸がんおよび腹膜偽粘液腫《ふくまくぎねんえきしゅ》の腹膜播種《ふくまくはしゅ》に対する腹腔内温熱化学腹膜灌流療法《ふくくうないおんねつかがくふくまくかんりゅうりょうほう》（HIPEC《ハイペック》）
- 胃がん腹膜播種に対する腹腔内化学療法《ふくくうないかがくりょうほう》
- 切除不能膵がんに対する温熱療法・放射線療法・化学療法を組み合わせた集学的治療

症状・対象疾患

お腹《なか》にあるすべての臓器を治療の対象としているため、症状はさまざまです。早期がんの場合には典型的な症状が出にくいことも多いので、注意が必要です。すべての症状や疾患が外科的治療を必要とするわけではないので、かかりつけ医で一度診察を受けて、紹介してもらうと良いでしょう。

悪性疾患（がん）を主に治療していますが、胆石症・虫垂炎《ちゅうすいえん》・ヘルニアなどの良性疾患にも対応しています。当院での手術希望があれば、悪性疾患と同様に紹介受診をお願いします。

消化器外科 スタッフ

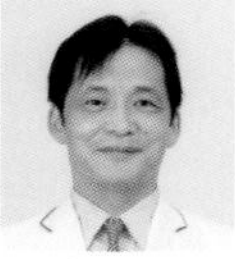

科長・教授
五井 孝憲

副科長・講師 …… 村上 真
講師・病棟医長 …… 小練 研司
助教・外来医長 …… 玉木 雅人
助教 …… 森川 充洋
助教 …… 澤井 利次
助教 …… 呉林 秀崇
助教 …… 田海 統之

詳しくはこちらから▶

乳腺・内分泌外科

近年、著しく罹患率《りかんりつ》※1、死亡率が増加している乳がんを中心に、乳腺症《にゅうせんしょう》、線維腺腫《せんいせんしゅ》、葉状腫瘍《ようじょうしゅよう》、乳管内乳頭腫、女性化乳房などの乳腺疾患の診断と治療を行っています。

また、若くして乳がんを発症したり、家族に乳がんや卵巣がんの方が多くて不安を感じている患者さんと家族に、乳がん・卵巣がんのかかりやすさを評価したり、早期発見方法や、推奨治療を説明する遺伝カウンセリングを行っています。

※1 罹患率：病気になる人の割合

診療体制

精密な画像診断と病理診断を行い、乳がんの適切な根治《こんち》※2治療と患者さんのQOL（生活の質）を保つ質の高い医療の提供に努めています。乳がん治療に際しては、原則として日本乳がん学会のガイドラインに沿って行いますが、患者さん本人と相談の上、乳房温存手術や、化学・内分泌療法、放射線治療などの治療方針を決定しています。

また、放射線科、麻酔科、形成外科、内科、リハビリテーション科をはじめとして各診療科と連携して診断、治療にあたっています。さらに、患者さんの希望があれば形成外科医との協力で、同時乳房再建手術を行います。

※2 根治：完全に治すこと

年間診療実績

外来患者数 **4,525** 人
入院患者数 **3,054** 人

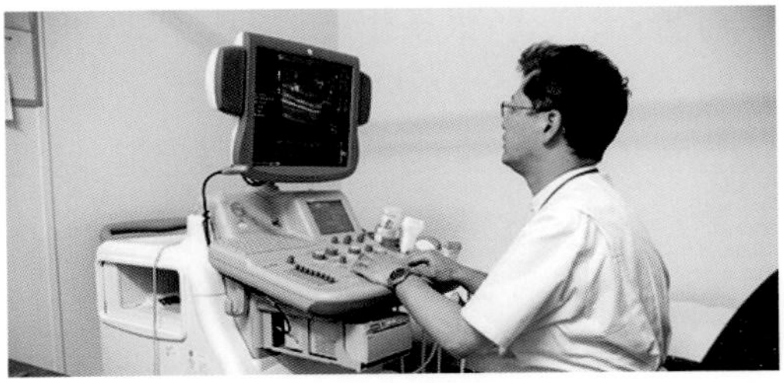

高度医療例

- エストロゲンを用いたPET検査
- 遺伝性乳がん卵巣がん症候群に対する遺伝カウンセリング
- リンパ浮腫《ふしゅ》ケア外来

症状・対象疾患

乳房の腫瘤《しゅりゅう》・硬結《こうけつ》、乳房痛、乳房の違和感、乳頭分泌・湿疹、腋窩腫瘤《えきかしゅりゅう》などの症状ある方や、乳がん検診で異常を指摘された方の精密検査を行っています。
取り扱う疾患は、乳がん、乳腺症、乳腺炎、線維腺腫、葉状腫瘍、乳管内乳頭腫、女性化乳房などの乳腺疾患です。

乳腺・内分泌外科 スタッフ

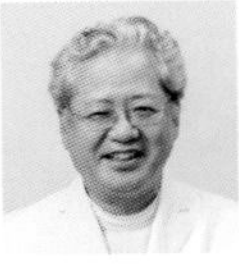

科長・診療教授・病棟医長・外来医長
前田 浩幸

特命助教 …… 河野 紘子
医員 …… 髙橋 瑞穂

詳しくはこちらから▶

心臓血管外科

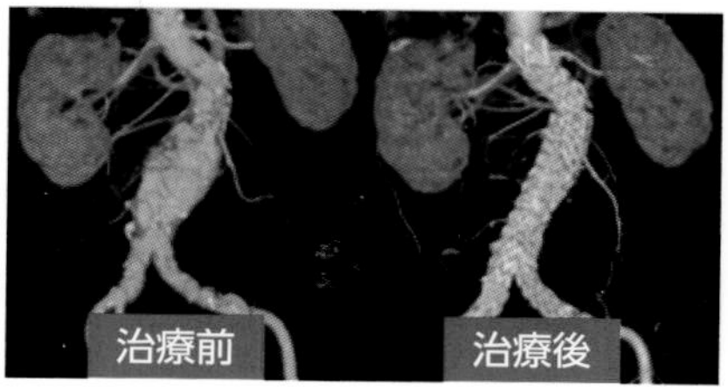

EVAR前後CT

　心臓・大血管・末梢《まっしょう》血管のさまざまな疾患に対する外科治療を行っています。心臓・大血管手術では、虚血性心疾患《きょけつせいしんしっかん》の手術（冠状《かんじょう》動脈《どうみゃく》バイパス術など）、弁膜症手術（人工弁《じんこうべん》置換《ちかん》、弁形成術など）、大血管手術（胸《きょう》部《ぶ》動脈《どうみゃく》瘤《りゅう》、解離性大動脈瘤など）の成人疾患全領域に対して良好な治療成績を上げています。

　また、末梢動脈疾患に対する血行再建術（カテーテル手術、バイパス術）、静脈瘤手術（レーザー治療）なども行っています。

診療体制

　治療法の選択や手術の適応については、ガイドラインに沿いながら循環器内科医、紹介医などと十分な議論を行った上で決定し、その内容を患者さんや家族に分かりやすく説明します。すべての患者さんを全員の目で見ることが大切と考えて、緊密な意思疎通を図っています。

　また必要に応じて、大学病院の特色である幅広い診療科から専門的な助言・協力を得て、治療成績の向上に努めています。そのため、心機能の極度に低下した患者さんや合併症を多くもつ高齢の患者さんなどハイリスク例の手術にも、十分なインフォームドコンセント（説明と同意）を得た上で積極的に取り組んでいます。

年間診療実績

外来患者数 **1,581** 人
入院患者数 **3,493** 人

高度医療例

- 冠状動脈バイパス術
- 左室形成術、心室中隔穿孔手術《しんしつちゅうかくせんこうしゅじゅつ》
- MICS（低侵襲《ていしんしゅう》心臓手術）
- 弁形成手術
- メイズ手術（不整脈手術）
- 急性大動脈解離・胸部大動脈瘤の手術（オープンステント法）

症状・対象疾患

狭心症や心筋梗塞《しんきんこうそく》に対する冠状動脈バイパス術、心臓弁膜症に対する人工弁置換術、弁形成術、自己弁温存大動脈基部置換術、心房細動性《しんぼうさいどうせい》不《ふ》整脈《せいみゃく》に対するメイズ手術、胸部大動脈瘤、胸部大動脈ステント内挿術（TEVAR）、解離性大動脈瘤の人工血管置換術、腹部大動脈瘤手術、腹部大動脈ステント内挿術（EVAR）、末梢動脈疾患のバイパス術（カテーテル手術）、下肢静脈瘤の血管内焼灼術《しょうしゃくじゅつ》（レーザー）、硬化療法など。

心臓血管外科 スタッフ

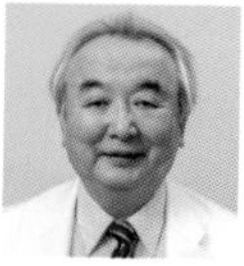

科長・教授
腰地 孝昭

副科長・講師 …… 山田 就久
助教・外来医長 …… 髙森 督
助教・病棟医長 …… 田邉 佐和香
特命助教 …… 川村 祐子
特命助教 …… 水永 妙
森岡 浩一

詳しくはこちらから▶

呼吸器外科

肺、気管支、縦隔《じゅうかく》（心臓の周囲）、胸膜、そして胸壁の病気を専門に診察し、外科的治療に取り組んでいます。年間の呼吸器外科手術症例数は、最近３年間平均 196 症例／年で、その内、原発性肺がん 88 例の手術を行っています。特に、最近では胸腔《きょうくう》鏡《きょう》を併用した手術に力を入れ、気胸《ききょう》を代表とする良性疾患はもとより、早期の肺がんに適応を広げ、より侵襲《しんしゅう》（体への負担）の少ない手術を心がけています。

診療体制

術前の診断は、PET-CTを含めた最新設備を備え、より精度の高い術前診断を行い治療にあたっています。当科の手術に際して心がけている点は、術前の画像診断を基に手術助手との間で綿密な討論やシミュレーションを重ね、確実で手堅い手術操作を行い、常に低侵襲よりも安全性を最優先とすることを念頭に手術に臨んでいます。また、診療中に心がけている点として、患者さんや家族の立場にたった正確で分かりやすい情報提供と、心のこもった医療をモットーに診療に臨んでいます。セカンドオピニオンも受け付けています。

年間診療実績

外来患者数 **1,687** 人
入院患者数 **2,764** 人

高度医療例

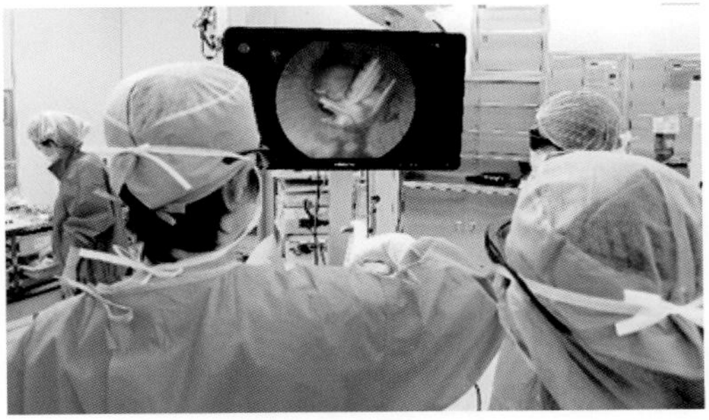

- 胸腔鏡下手術
- 術前導入療法、術後補助化学療法
- PETの有効活用

症状・対象疾患

・**対象疾患**：原発性肺がん、転移性肺がん、肺良性腫瘍《はいりょうせいしゅよう》、縦隔腫瘍、自然気胸、肺気腫《はいきしゅ》、手掌多汗症《しゅしょうたかんしょう》、漏斗胸《ろうときょう》、重症肺気腫など

・**呼吸器外科の特徴**：胸腔鏡を併用した手術に力を入れ、気胸を代表とする良性疾患はもとより、早期の肺がんに適応を広げ、より侵襲の少ない手術を心がけています（ほぼ100％）。そのほか、転移性肺がん、肺良性腫瘍、縦隔腫瘍、肺気腫、胸膜疾患、手掌多汗症などの疾患にも同様に胸腔鏡下手術を行っています。また、最近の画像診断（胸部CT、PET 検査など）の発達により、肺がんの早期発見が増えている現状を踏まえ、標準術式の肺葉切除術に加え、胸腔鏡補助下に肺機能を温存する積極的縮小手術（区域切除術など）も症例を選んで適応をしています。

呼吸器外科 スタッフ

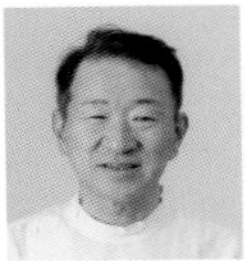

科長・診療教授
佐々木 正人

助教・外来医長 …… 左近 佳代
助教・病棟医長 …… 岡田 晃斉
医員 …… 田中 楓

詳しくはこちらから▶

小児外科

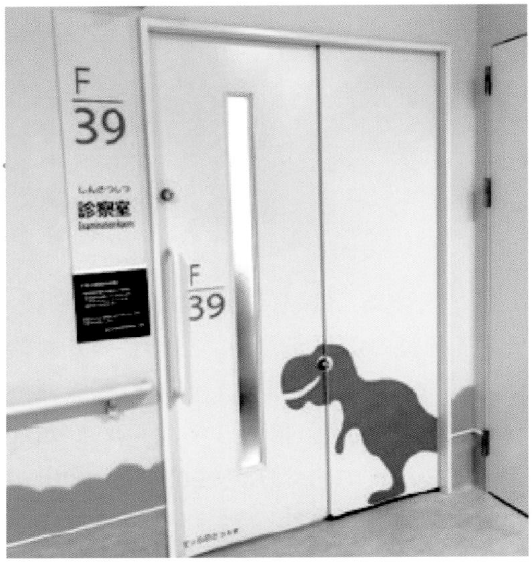

福井県内における小児外科医療の充実、特に当院のNICUに入院した患児に対して小児外科手術の必要性が認められ、この領域の診療機能の整備・充実のため金沢医科大学小児外科教室と協力体制を組み、小児外科外来・NICU回診・小児外科手術を開始しました。

診療体制

小児消化器疾患・症状については、小児消化器病の専門医が対応しますので外科的疾患、内科的疾患にかかわらず相談に応じています。小児外科領域に関しては、症状・対象疾患に記載のものを中心にすべての疾患を対象としています。手術加療を含め対応できる疾患については当院で行い、症例・治療内容によっては金沢医科大学・小児外科で治療を行います。症状に対する治療方針決定や、治療方法・適応については外来診療で診察の上、家族の意向も考慮して対応します。これまでも治療を行っていた当院消化器外科・泌尿器科・呼吸器外科等での治療も継続していきます。

小児外科 スタッフ

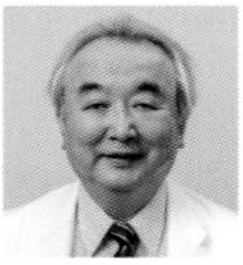

科長・教授事務取扱
腰地 孝昭

副科長・教授	大嶋 勇成
助教・外来医長	髙森 督
助教・病棟医長	田邉 佐和香
客員教授	岡島 英明
講師	安井 良僚
助教	矢野 啓太

症状・対象疾患

1. 腹壁・臍・鼠径部
外鼠径《がいそけい》ヘルニア、精索水瘤《せいさくすいりゅう》、陰嚢水腫《いんのうすいしゅ》、臍《さい》ヘルニア、尿膜管遺残

2. 新生児領域
先天性食道閉鎖症、先天性十二指腸閉鎖症、先天性小腸閉鎖症、Hirschsprung《ヒルシュスプルング》病、腸回転異常症、直腸肛門奇形(鎖肛など)

3. 呼吸をするための機構(気管、肺、胸郭、横隔膜など)や腹壁の病気
先天性嚢胞肺疾患《せんてんせいのうほうはいしっかん》、漏斗胸《ろうときょう》、横隔膜ヘルニア、胃食道逆流症(食道裂孔《しょくどうれっこう》ヘルニア)、横隔膜挙上症、正中頚嚢腫《せいちゅうけいのうしゅ》、側頚嚢胞《そくけいのうほう》、梨状窩瘻《りじょうかろう》、気道異物

4. 消化器領域
胃軸捻転症《いじくねんてんしょう》、消化管異物、肥厚性幽門狭窄症《ひこうせいゆうもんきょうさくしょう》、メッケル憩室、消化管重複症、腸重積症、卵黄腸管遺残症、急性虫垂炎、結腸ポリープ、肛門周囲《こうもんしゅうい》膿瘍《のうよう》、小児便秘症、胆道閉鎖症、先天性胆道拡張症、脾機能亢進症《ひきのうこうしんしょう》

5. 泌尿・生殖器領域
停留精巣、遊走精巣(移動精巣)、精巣捻転症、包茎、水腎症《すいじんしょう》(腎盂《じんう》尿管移行部通過障害)、水腎水尿管症、嚢胞性腎疾患、尿管瘤、膀胱尿管逆流症、尿道下裂、後部尿道弁

6. 固形腫瘍
神経芽腫《しんけいがしゅ》、Wilms《ウィルムス》腫瘍、肝悪性腫瘍、奇形腫群腫瘍、横紋筋肉腫《おうもんきんにくしゅ》、良性腫瘤、リンパ管腫、血管腫

詳しくはこちらから▶

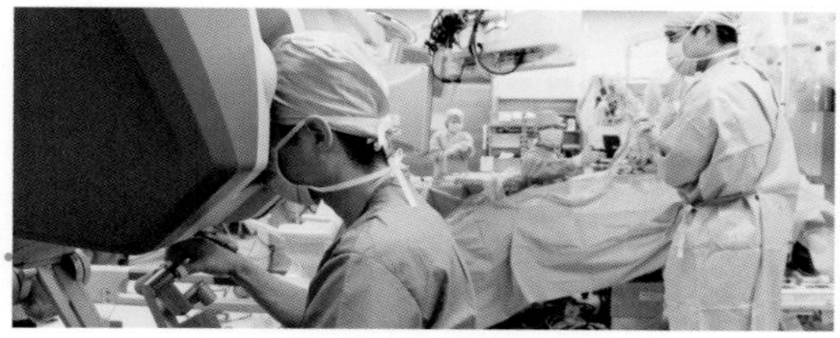

泌尿器科

尿路生殖器（腎《じん》、尿管、膀胱、前立腺、陰茎、精巣）がんの診断から集学的治療に至るまで、総合的診療を行っています。前立腺・腎・膀胱のロボット治療などの低侵襲《ていしんしゅう》（体への負担の少ない）治療をめざしています。女医による尿失禁外来を開設し、また尿失禁や膀胱瘤《ぼうこうりゅう》、子宮脱に対しメッシュを用いた経膣手術や腹腔鏡手術《ふくくうきょうしゅじゅつ》を行っています。県内唯一の前立腺がん小線源治療も実施しています。また腎移植機関でもあります。尿路結石に対し最新の治療装置で対処します。

診療体制

前立腺がん・膀胱がんに対するロボット支援手術（ダビンチ）・小線源治療（ブラキテラピー）や腎がんに対する腹腔鏡手術・ロボット支援手術を施行し、早期離床・退院を指導しています。小さな腎がんに対してはダビンチを用いて機能温存手術を行っています。進行がんに対しても独自の化学療法を行い、副作用も少なく、また良好な成績を収めています。PET/3T-MRIなどの先端画像診断技術を用い、がんの早期発見に努めています。

年間診療実績

外来患者数 **14,682** 人
入院患者数 **8,485** 人

高度医療例

● 通常の前立腺生検にて検出できないがんに対し、3T-MRI を用いた標的生検を行い検出率向上に努めています。

● ロボット支援手術（ダビンチ）により、前立腺がんの低侵襲治療、腎がんの機能温存手術、また膀胱全摘術を行います。

● 尿失禁、膀胱瘤、子宮脱に対し、メッシュを用いた手術や腹腔鏡手術を取り入れ、機能温存をめざしています。

● 前立腺肥大症の手術にホルミウムレーザーを用いた内視鏡治療を行っています（HoLEP）。

症状・対象疾患

- **排尿（尿が出にくい）症状・蓄尿（尿が我慢できない・漏れる）症状**：前立腺肥大症やがん、尿失禁、神経因性膀胱・膀胱炎
- **血尿**：尿路結石や尿路性器がん（腎・腎盂《じんう》・尿管・膀胱・前立腺）
- **腹痛・腰痛**：腎がん・尿路上皮がん、尿路結石、尿路感染症、後腹膜線維化症
- **排尿時痛**：膀胱炎、尿道炎（性病）、前立腺炎
- **発熱**：前立腺炎、精巣上体炎、腎盂腎炎
- **高血圧**：副腎腫瘍《ふくじんしゅよう》、腎不全
- **不妊症**：乏精子症《ぼうせいししょう》、無精子症、精索静脈瘤《せいさくじょうみゃくりゅう》

泌尿器科 スタッフ

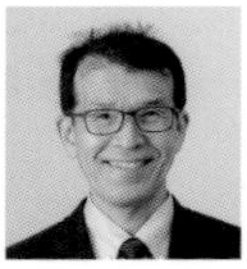

科長・教授
横山 修

副科長・准教授	伊藤 秀明
講師・外来医長	青木 芳隆
講師・病棟医長	福島 正人
助教	多賀 峰克
助教	稲村 聡
助教	関 雅也

詳しくはこちらから▶

皮膚科

福井県の皮膚科診療の拠点として、皮膚疾患で苦しむ患者さんに対して、最善の医療を施行できるよう努めています。さまざまな専門や経験のある皮膚科医が所属しており、外来や入院であらゆる皮膚疾患に対応可能です。

診療体制

月～金曜の午前中に一般外来を開いています。

専門外来として、皮膚外科・腫瘍《しゅよう》外来、膠原病《こうげんびょう》外来、乾癬《かんせん》・アトピー性皮膚炎外来、レーザー外来、接触皮膚炎外来、水《すい》疱症《ほうしょう》・皮膚遺伝疾患外来を開いています。

曜日や時間の変更になることもあり、さらに今後、ほかの専門外来も拡大していく予定です。詳細は病院ホームページや電話などで随時確認してください。

年間診療実績

外来患者数 **14,455** 人
入院患者数 **3,748** 人

高度医療例

- センチネルリンパ節生検
- 強《きょう》皮《ひ》症《しょう》、エリテマトーデス、皮膚筋炎に対する新薬の臨床試験

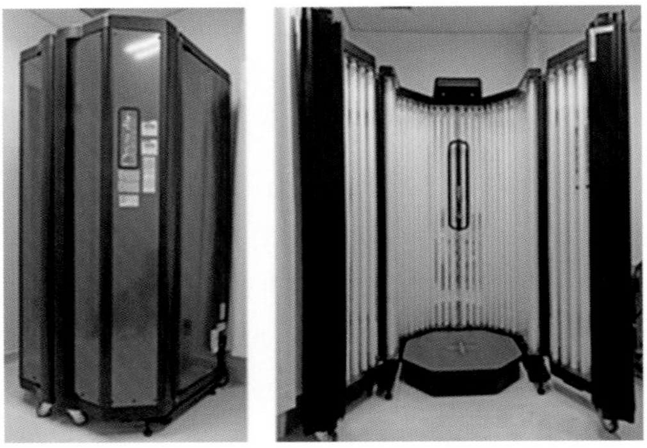

最新の紫外線照射器をさまざまな皮膚疾患の治療に用いています

症状・対象疾患

皮膚腫瘍、膠原病（全身性強皮症、エリテマトーデス、皮膚筋炎）、乾癬、アトピー性皮膚炎、蕁麻疹《じんましん》、母斑《ぼはん》（いわゆる赤あざ、青あざ、茶あざなどのレーザー治療）、接触皮膚炎、水疱症、白斑《はくはん》、脱毛症、薬疹など、皮膚に関連したさまざまな疾患を対象として診療します。

皮膚科 スタッフ

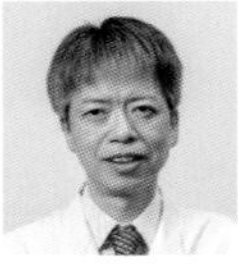

科長・教授
長谷川 稔

副科長・准教授	尾山 徳孝
講師・病棟医長	飯野 志郎
助教	井戸 英樹
助教・外来医長	知野 剛直

詳しくはこちらから▶

形成外科

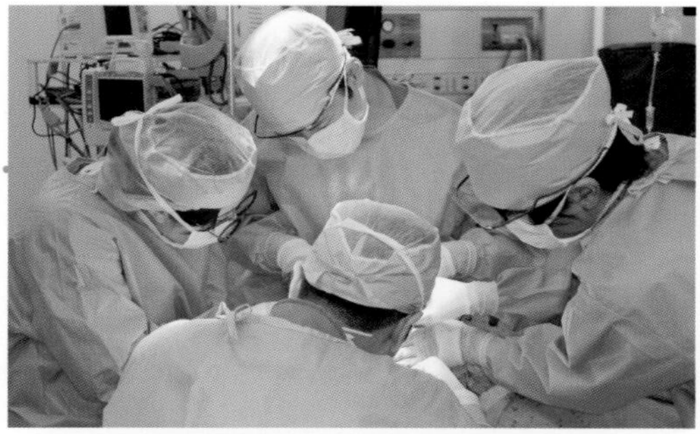

　疾病やけがなどで生じた身体の組織欠損や変形を、主に手術を行って“機能的”にはもちろん、“整容的”にも本来あるべき姿に近づけることを目的としています。
　取り扱う疾患は小さな切創《せっそう》・皮膚腫瘍《ひふしゅよう》から、外傷や悪性腫瘍の切除によって生じた大きな組織の欠損や変形に対する再建術、眼瞼下垂《がんけんかすい》などの加齢による見た目の変化まで全身のあらゆる臓器に及びます。

診療体制

　体表の疾患を扱いますので、機能面だけでなく整容面でも改善することが重要になってきます。特に顔面などは他人から目に見える部分ですので見た目のきれいさ（＝“自然さ”）をより重視し、きめ細かく診療していくことを目標にしています。
　まだまだ広く認知されていない形成外科を知ってもらい、地域の皆さんからの要望に応えられる診療科にしていきたいと考えています。

年間診療実績

外来患者数 **2,718** 人
入院患者数 **2,961** 人

高度医療例

- 多血小板血漿《たけっしょうばんけっしょう》（PRP）を用いた難治性皮膚潰瘍《かいよう》治療

症状・対象疾患

- **外傷**：顔面骨骨折、切創、擦過傷《さっかしょう》、熱傷《ねっしょう》、皮膚欠損、難治性皮膚潰瘍、褥瘡《じょくそう》、切断指、瘢痕拘縮《はんこんこうしゅく》、肥厚性瘢痕《ひこうせいはんこん》・ケロイド
- **皮膚腫瘍**：母斑《ぼはん》、血管腫、皮膚良性腫瘍、皮膚がん、軟部腫瘍
- **再建外科**：頭頸部《とうけいぶ》腫瘍切除後の組織欠損に対する組織移植術、乳がん切除後の乳房欠損に対する乳房再建術《にゅうぼうさいけんじゅつ》
- **先天異常《せんてんいじょう》**：多指症《たししょう》、合指症《ごうししょう》、口唇裂《こうしんれつ》・口蓋《こうがい》裂《れつ》、耳介形成異常《じかいけいせいいじょう》、臍《へそ》突出、あざ
- **その他**：眼瞼下垂《がんけんかすい》、睫毛内《しょうもうない》・外反症《がいはんしょう》、顔《がん》面神経麻痺《めんしんけいまひ》、腋臭症《えきしゅうしょう》、リンパ浮腫《ふしゅ》、下肢静《かしじょう》脈瘤《みゃくりゅう》、陥入爪《かんにゅうそう》

※美容外科も形成外科の扱う領域になりますが、現在のところ当院では保険診療で治療が行える疾患のみを対象としています。保険診療で治療が行えるかどうかに関しましては受診の上、相談してください。

形成外科 スタッフ

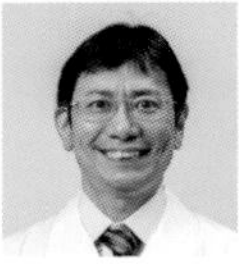

科長・診療教授・外来医長
中井 國博

副科長・助教・病棟医長	峯岸 芳樹
医員	浦邊 亮太朗
医員	宮前 誠
医員	若杁 侑加
医員	李 穎
医員	奥 陽平

詳しくはこちらから▶

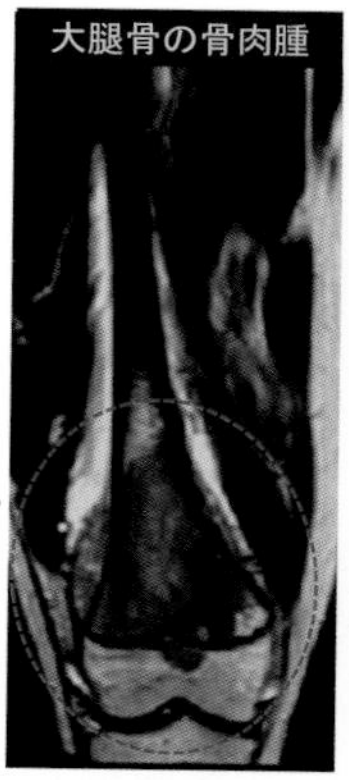

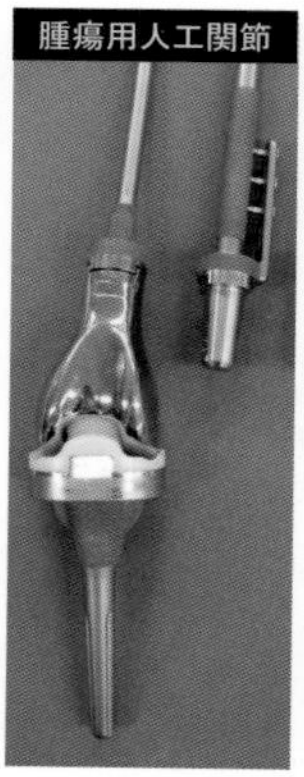

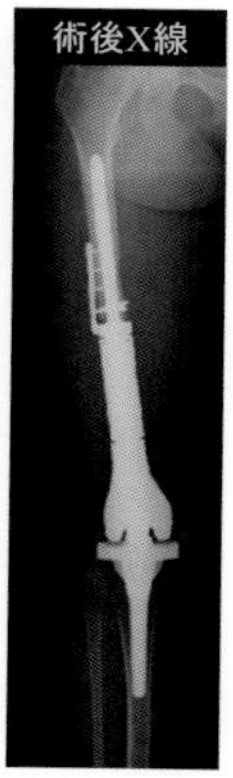

整形外科

四肢《しし》※・体幹の運動器疾患を扱う診療科です。骨・軟部腫瘍《なんぶしゅよう》、関節疾患、脊《せき》椎《つい》・脊髄疾患《せきずいしっかん》、リウマチ性疾患、四肢・脊椎外傷、骨代謝性疾患、スポーツ疾患、運動器リハビリテーションなど、幅広い分野の診療を高い水準で行っています。

※四肢：両手、両足

診療体制

整形外科領域のあらゆる疾患に対応し、専門的知識、高度な技術と深い経験を駆使して、高い水準の治療を行っています。

また、疾患の治療のみにとどまらず、診断・治療・リハビリテーション・社会復帰に至るまでの過程を一貫した治療として行うことを基本理念としています。そのために地域の先生方とも密に連携しています。効果的で満足してもらえる診療を提供できるよう努めています。

年間診療実績

外来患者数 **22,658** 人
入院患者数 **18,161** 人

高度医療例

- 骨・軟部腫瘍領域に対する治療
- 関節疾患領域に対する治療
- リウマチ性疾患領域に対する治療
- 脊椎・脊髄外科領域に対する治療
- 四肢・体幹外傷領域に対する治療

症状・対象疾患

- **骨・軟部腫瘍領域**：良性・悪性を問わず、あらゆる骨・軟部腫瘍に迅速に対応する体制を整えています。
- **関節疾患領域**：股《こ》関節・膝《ひざ》関節ではコンピュータ・ナビゲーションシステムを導入し、正確で安全性の高い手術の提供に努めています。肩関節、肘《ひじ》関節、手関節、足関節なども、多くの手術を行っており実績があります。
- **リウマチ性疾患領域**：豊富な経験と知識を持つリウマチ医が、生物学的製剤などの新しい薬剤も駆使し対応します。
- **脊椎・脊髄外科領域**：コンピュータ・ナビゲーションシステムや術中脊髄モニタリングを導入し、正確で安全な手術の提供に努めています。
- **四肢・体幹外傷領域**：四肢外傷に対しても、それぞれの分野の医師が迅速に対応できる体制が整っています。

整形外科 スタッフ

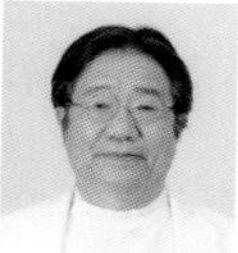

科長・教授
松峯 昭彦

副科長・講師	大木 央
講師・病棟医長	宮崎 剛
講師・外来医長	中嶋 秀明
講師	田中 太晶
助教	渡邉 修司
助教	竹浦 直人
助教	髙橋 藍
助教	坂本 拓己
助教	本定 和也

詳しくはこちらから▶

リハビリテーション科

脳血管疾患、運動器疾患、脊髄《せきずい》疾患、神経筋疾患、呼吸器疾患、循環器疾患、悪性《あくせい》腫瘍《しゅよう》、小児疾患など、さまざまな疾患により生じる症状や障害に対して、機能回復を促すとともに、残存機能を最大限に引き出すためのリハビリテーション治療を行います。各診療科との連携のもと、患者さんの社会復帰や家庭復帰に向けたサポートをしています。

診療体制

対象疾患は多岐にわたり、各疾患に対応したリハビリテーションを行っています。疾患の診療科や他職種との合同カンファレンスを行い、患者さんの状態や問題点をリアルタイムで共有することで、効率の良いリハビリテーション治療を提供しています。

年間診療実績

外来患者数 **4,831** 人
入院患者数 **548** 人

高度医療例

運動器分野では三次元動作解析装置による歩行分析、バイオデックスシステムによる筋力測定・筋力増強訓練、KT-2000による関節動揺性検査、レッドコードを用いた運動療法などを行っています。脳神経分野では機能的電気刺激療法（FES）による筋活動の活性化、免荷装置を用いた歩行訓練などを実施しています。循環器疾患、呼吸器疾患に対しては心肺運動負荷試験（CPX）による評価を適宜行い、適切な負荷での運動療法を行っています。

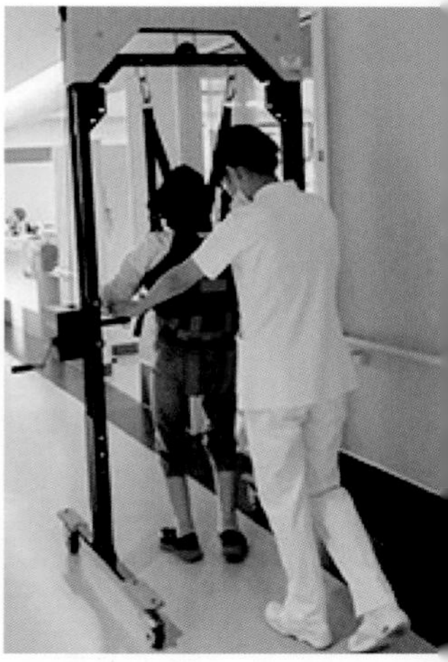

症状・対象疾患

- 脳血管疾患に対しては、できるかぎり早期からの機能訓練を開始し、日常生活動作の再獲得をめざします。
- 運動器疾患に対しては、早期からの歩行訓練、関節可動域訓練などを行い、歩行能力の改善や関節機能の改善を図ります。
- 循環器疾患や呼吸器疾患に対しては、心肺機能を改善するための歩行練習やトレッドミル（ランニングマシン）などを使用した持久力トレーニングを行っています。
- 悪性腫瘍に対して入院で手術、抗がん剤、放射線治療を行っている方は、治療による心身機能の低下を予防し、回復につなげるためのリハビリテーション治療を行っています。
- 低出生体重児、先天性小児疾患、小児悪性腫瘍などの治療中の方を対象とした理学療法や、家族の方への指導を行っています。

リハビリテーション科 スタッフ

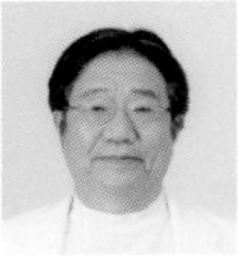

科長・教授
松峯 昭彦

副科長・助教・病棟医長 ………… 髙橋 藍
助教・外来医長 ………… 坪川 操

詳しくはこちらから▶

眼科

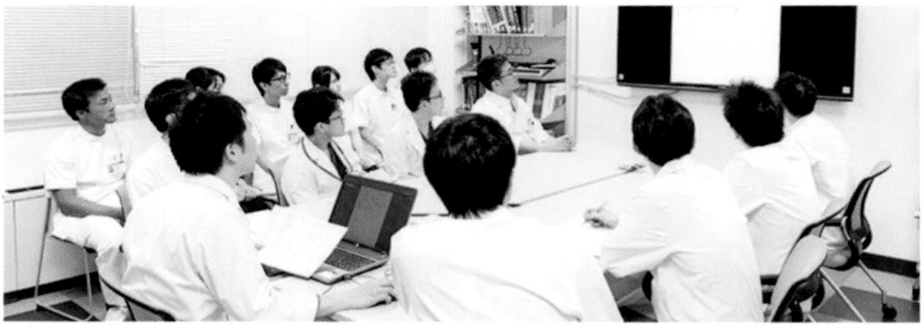

福井県における中核病院として、眼科全般にわたり隔たりなく診療を行っていますが、特に力を入れているのは、緑内障と糖《とう》尿病網膜症《にょうびょうもうまくしょう》、まぶたの手術治療です。最新の検査機器を用いつつ、正確かつ綿密な診断に基づいた治療を提供しています。

診療体制

疾患ごとの専門外来を設けており、その疾患を専門に診療する医師によって、最新の医学知識に基づいた診断と治療を行っています。また視能訓練士（国家資格）が6人勤務しており、医学の進歩によって登場した新しい診断機器による眼科特殊検査にも対応しています。ロービジョン外来も開設し、眼鏡をかけていてもぼやけて見える、まぶしくて見えにくいといった悩みを持っている方のために、その人の持つ視機能を生かして日常生活の中に感じる困難を軽減する支援にも取り組んでいます。

年間診療実績

外来患者数 **21,123** 人
入院患者数 **6,283** 人

高度医療例

多焦点眼内レンズを用いた白内障手術と緑内障チューブシャント手術、27 ゲージシステムおよび非接触式眼底広角観察システムを用いた硝子体《しょうしたい》手術を行っています。加齢黄斑変性《かれいおうはんへんせい》は、抗血管内皮増殖因子抗体という薬剤と、2004 年に認可された光線力学療法の２本柱で治療しています。まぶたの手術では、炭酸ガスレーザーという器械を用いて、出血の少ないきれいな創跡《きずあと》の手術が可能です。

症状・対象疾患

［専門外来］
- 小児眼科外来・黄斑外来・神経眼科外来
- 緑内障外来・ロービジョン外来・色覚外来
- 糖尿病眼外来・眼瞼《がんけん》外来

［手術］
- 眼瞼手術（眼瞼下垂《かすい》、内反症、眼瞼腫瘍《しゅよう》など）
- 斜視手術（外転神経麻痺《まひ》など眼筋麻痺に対する手術も行っています）
- 角膜移植
- 白内障手術（多焦点眼内レンズを含む）
- 緑内障手術（線維柱帯切除術、線維柱帯切開術、チューブシャント手術、iStent《アイステント》など）
- 網膜剥離《もうまくはくり》手術
- 硝子体手術（糖尿病網膜症、黄斑円孔《おうはんえんこう》、黄斑前膜、網膜剥離、硝子体出血、眼内炎など）

眼科 スタッフ

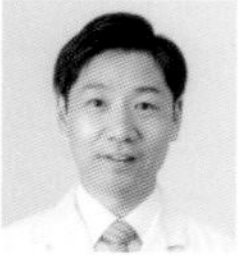

科長・教授
稲谷 大

副科長・准教授 …… 髙村 佳弘
助教・病棟医長 …… 松村 健大
助教・外来医長 …… 有村 尚悟
助教 …… 辻 隆宏
助教 …… 広瀬 真希
助教 …… 後沢 誠
助教 …… 岩﨑 健太郎

詳しくはこちらから▶

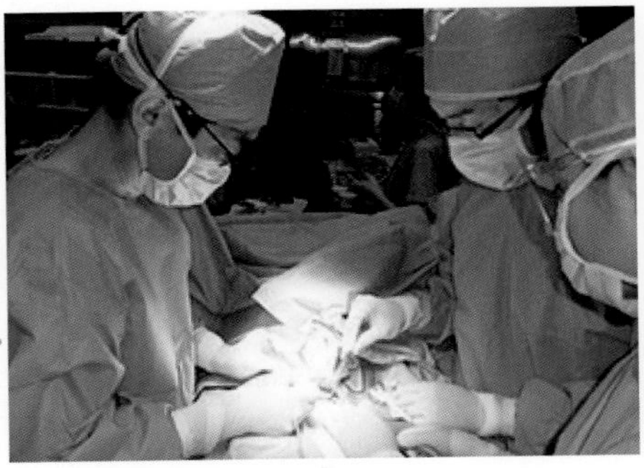

耳鼻咽喉科・頭頸部外科

耳、鼻、のど、顔面、頸部《けいぶ》の病気を取り扱います。この領域には聴覚、嗅覚、味覚などの感覚や、嚥下《えんげ》（飲み込み）、そしゃく、呼吸、音声などの生命の維持とコミュニケーションにかかわる多くの重要な機能があります。これらの感覚や機能の障害を治療し、患者さんのQOL（生活の質）向上をめざしています。

診療体制

外来診療は、午前中の一般外来と午後の専門外来に分かれています。入院患者さんには、耳、鼻、口腔《こうくう》、甲状腺、耳下腺、頭頸部《とうけいぶ》がんなどの手術を、毎週3日間、年間500件以上行っています。内科的治療から外科的治療まで「いつも頼れるのは福井大学耳鼻咽喉科・頭頸部外科」といわれるよう、紹介患者はすべて引き受けるとともに、患者さんには十分に説明し、親切に笑顔で対応することを心がけています。

年間診療実績

外来患者数 **19,079** 人
入院患者数 **10,449** 人

高度医療例

進行した頭頸部がんに対して手術による切除部分が大きくなった場合には、形成外科チームと協力し、血管付き遊離皮弁再建術を行っています。また甲状腺の腫瘍《しゅよう》に対し、内視鏡による手術も行っています。

症状・対象疾患

耳の症状：耳が痛い、聞こえが悪い、耳鳴りがする、耳だれがある、耳がかゆい、めまいがする

鼻の症状：鼻づまり、鼻水、くしゃみ、鼻血、においがしない

口の症状：扁桃が腫《は》れている、いびき、睡眠中に呼吸が止まる、味が分かりにくい、口内や舌に何かできている

のど、声、飲み込みの症状：咽頭痛《いんとうつう》、のどに何かある感じ、声がかすれる、飲み込みにくい、むせやすい

顔面、頸部の症状：顔が腫れている、顔の動きが悪い、耳の下や顎《あご》の下が痛い、頸部がグリグリ腫れている

対象疾患：舌がん、口腔がん、上顎《じょうがく》がん、咽頭がん、喉頭《こうとう》がん、甲状腺がん、耳下腺がん、耳漏《じろう》、鼓膜穿孔《こまくせんこう》による難聴を主症状とする中耳炎、アレルギー性鼻炎、睡眠時無呼吸症候群など

耳鼻咽喉科・頭頸部外科 スタッフ

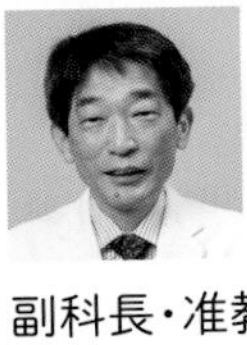

科長・教授
藤枝 重治

副科長・准教授 …… 成田 憲彦
講師 …… 高林 哲司
講師・病棟医長 …… 岡本 昌之
講師 …… 坂下 雅文
助教・外来医長 …… 意元 義政
助教 …… 扇 和弘

詳しくはこちらから▶

歯科口腔外科

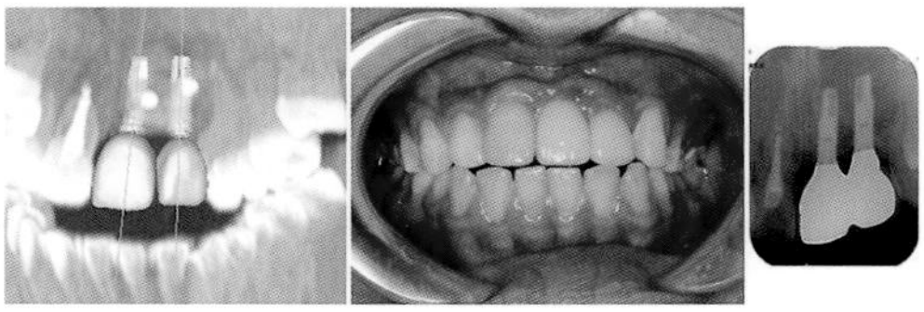

歯科インプラント治療の1例

診療においては、口腔《こうくう》外科疾患、有病者歯科、周術期口腔機能管理の３つを中心に取り組んでいます。高度な医療を提供するとともに、最先端医療の研究と実践に取り組みながら、皆さんにより良い医療を安心して受けてもらえるように努めています。

診療体制

地域の歯科医療機関と連携し、顎《がく》口腔領域の腫瘍《しゅよう》、嚢胞《のうほう》、外傷、炎症、顎変形症、顎関節疾患、埋伏智歯《まいふくちし》などの治療を、口腔外科指導医や専門医のもとに行っています。

また、全身疾患のため歯科医院では治療が困難な方は、かかりつけ医と相談して治療に取り組んでいます。他科で入院する方に対しても、術前検査支援部や集中治療部と連携しながら、口腔衛生指導、感染病巣の除去、摂食障害《せっしょくしょうがい》の改善、口腔内細菌による誤嚥性肺炎《ごえんせいはいえん》の予防などを目的とした口腔機能管理を行っています。

年間診療実績

外来患者数 **9,983** 人
入院患者数 **2,328** 人

高度医療例

３次元実体モデルやナビゲーションシステムを用いた高精度治療や、内視鏡や超音波骨切削器などを用いた低侵襲《ていしんしゅう》※治療に取り組んでいます。早期での口腔機能の回復や入院期間の短縮をめざすとともに、これからの超高齢社会に必要となる治療法の検証を行い、安心で安全な医療の発展に繋げたいと考えています。

※低侵襲：体に負担の少ない

症状・対象疾患

- **口腔外科疾患**：炎症、外傷、顎変形症、顎関節疾患、口腔粘膜疾患、口腔嚢胞、口腔腫瘍、歯の欠損に対する歯科インプラント治療など。
- **有病者歯科**：高血圧症、狭心症/心筋梗《しんきんこう》塞《そく》、先天性心疾患、心臓弁膜症、糖尿病、肝機能障害、腎機能障害《じんきのうしょうがい》、脳血管障害、呼吸器疾患などの全身疾患を有する方、抗血栓療法中、感染性心内膜炎や局所麻酔薬による偶発症の既往のある方など。
- **周術期等口腔機能管理**：がんのため手術・放射線治療・化学療法を受ける方、心臓血管外科手術、人工股関節置換術《じんこうこかんせつちかんじゅつ》等の整形外科手術、臓器移植手術を受ける方など。

歯科口腔外科 スタッフ

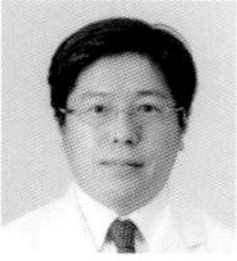

科長・教授
吉村 仁志

副科長・講師・外来医長 …… 松田 慎平
助教 …… 島田 美那子
助教・病棟医長 …… 吉田 寿人
助教 …… 阿久津 純一

詳しくはこちらから▶

小児科

感染症をはじめとした子どもの一般的な病気から、免疫・アレルギー、血液・腫瘍《しゅよう》、代謝・内分泌、神経・発達、未熟児・新生児、腎臓《じんぞう》、循環器領域の専門性の高い疾患まで対応できます。種々の領域の複数の臓器にまたがる疾患や、さまざまな合併症を伴いやすい難治性疾患に対して集学的な診療を行っています。

診療体制

外来診療では、総合外来とそれぞれの専門外来で対応します。時間外の救急患者さんにも、救急部と連携し24時間の対応が可能です。

入院患者さんの診療では、病気の専門性に応じて複数の担当医が責任を持って行います。小児科内での連携に加え、外科系診療科や放射線科などの他科医師とも緊密な協力体制のもと最善の治療をめざします。院内学級があり、長期入院の場合には治療を続けながら義務教育を受けることが可能です。また、ホスピタル・プレイ・スペシャリスト（遊びを使って病児や障がいのある子どもを支援する専門職）が「遊び」を通じて入院中の子どもたちを支援しています。

年間診療実績

外来患者数 **11,418** 人
入院患者数 **10,023** 人
（NICU・GCU を含む）

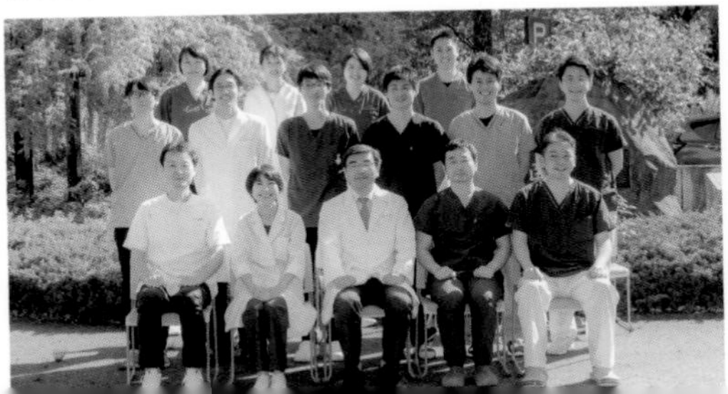

高度医療例

● 免疫機能解析

免疫アレルギー疾患の病因や病態にかかわる白血球の細胞表面マーカーなどの解析、サイトカイン産生などの細胞機能の解析を研究室で行い、その結果を治療方針に反映させることができます。

● タンデム質量分析装置を用いた代謝異常症の診断

有機酸代謝異常症や脂肪酸酸化異常症のタンデム質量分析計による化学診断が可能です。

症状・対象疾患

感染症、気管支喘息《きかんしぜんそく》、アトピー性皮膚炎、食物アレルギー、白血病や神経芽腫《しんけいがしゅ》などの小児がん、尿路感染症、血尿、蛋白尿《たんぱくにょう》、先天性代謝異常症、低身長、肥満、思春期早発や二次性徴の異常、てんかんなどの神経・筋疾患、注意欠陥多動障害、学習障害、心身症、先天性心疾患、川崎病、新生児慢性肺疾患など。

小児科 スタッフ

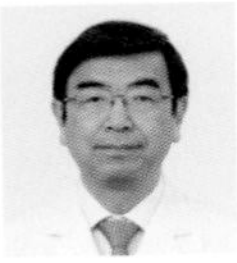

科長・教授
大嶋 勇成

副科長・講師・病棟医長 ……… 安冨 素子
講師・外来医長 ……… 鈴木 孝二
講師 ……… 奥野 貴士
助教 ……… 五十嵐 愛子
助教 ……… 吉川 利英
助教 ……… 湯浅 光織
助教 ……… 林 泰平

詳しくはこちらから▶

産科婦人科

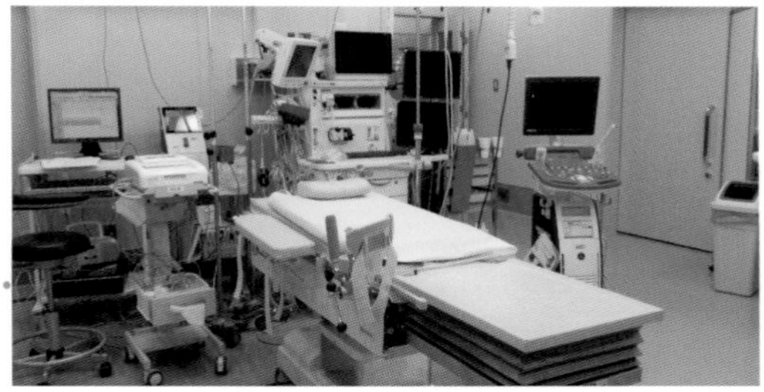

加賀平野～福井県～京都府北部地域をカバーする産婦人科医療ネットワークの中核施設として、高度医療を担当しています。また、近隣地域住民には、地域の医療施設との連携のもとに、一般産婦人科診療も提供しています。

診療体制

加賀平野～福井県～京都府北部には、医療施設間の緊密な連携による、産婦人科医療ネットワークが形成されています。

このネットワークの中では、それぞれの医療施設が独自の役割を担っています。チーム医療を行っており、複数のスタッフが「チーム」を構成し、チームが主治医となるシステムで診療にあたっています。

年間診療実績

外来患者数 **15,538** 人
入院患者数 **11,179** 人

高度医療例

● 周産期医療部門

前置・癒着胎盤は、母体死亡の大きな原因です。この異常に対する帝王切開法を開発し、指導・普及に務めています。

● 悪性腫瘍《あくせいしゅよう》診療部門

子宮がんに対して、妊孕性《にんようせい》※温存を念頭に治療を行っています。

※妊孕性：妊娠する可能性

● 婦人科診療部門

子宮の内腔《ないくう》に近い部分にある筋腫《きんしゅ》は、子宮鏡で取り除きます。

症状・対象疾患

- **不妊・不育医療部門**：不妊症の患者さんには、自然に近い形での妊娠をめざしています。同時に、必要な場合には、体外受精や顕微授精、凍結・融解胚移植などの高度生殖医療も積極的に行っています。流産を繰り返す不育症の患者さんに対して、妊娠初期の子宮血流を良くする抗凝固療法を応用することにより、約 85%の患者さんが妊娠継続・出産に成功しています。
- **女性ヘルスケア部門**：女性ヘルスケア専門医により、女性の生活の質の維持・向上のために、心身にまつわる病気を予防・治療し、健康で支障なく日常生活を送ることができるようにサポートしています。

産科婦人科 スタッフ

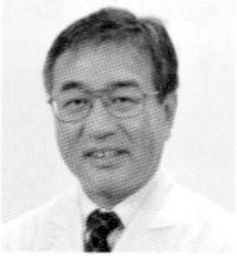

科長・教授
吉田 好雄

副科長・准教授 …… 黒川 哲司
講師 …… 折坂 誠
助教 …… 品川 明子
助教・病棟医長 …… 津吉 秀昭
助教 …… 大沼 利通
助教・外来医長 …… 玉村 千代
助教 …… 髙橋 望
助教 …… 川村 裕士

詳しくはこちらから▶

子どものこころ診療部

子どもの「こころの発達」やその問題の診断・治療・支援を専門とする、全国でも数少ない診療部門です。発達のひずみ・アンバランスにより、困り感、生きづらさを抱える子どもたちとその家族のために小児科、神経科精神科、地域医療、教育、福祉とも連携しながら、最新・最適医療の提供に努め、子どもの「育つ力」「立ち直る力」を支援しています。

診療体制

発達小児科学、精神・神経科学、脳科学、心理学、教育学、疫学など、さまざまな分野の最新研究の知見に基づきながら、一人ひとりの子どもと家族に寄り添った診療を行います。

年間診療実績

外来患者数 **7,033** 人

高度医療例

現在の診断・治療法の中で適切なものを提供するだけでなく、病態の解明および新しい診断・治療法の開発に力を入れ、「子どものこころの発達」支援に還元できるよう、精力的に取り組んでいます。なお、現在行っている治験や臨床研究については医学研究支援センターに問い合わせてください。

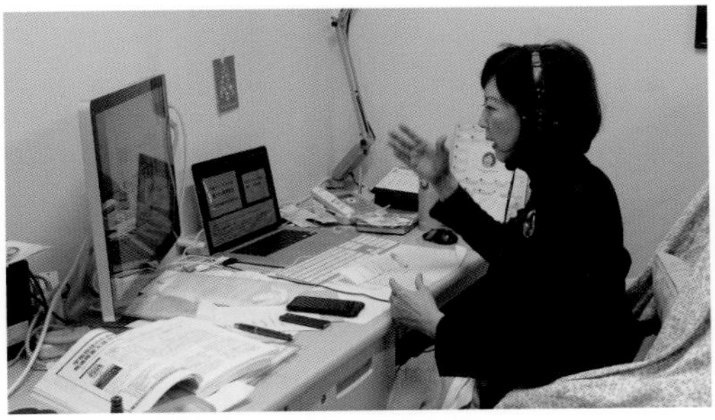

オンライン診療の様子

症状・対象疾患

以下のような子どもの気になる行動や、発達の問題があれば専門施設を受診してください。「落ち着きがない」「忘れっぽい」「指示がわからない」「対人関係が苦手」「集団行動がうまくとれない」「こだわりが強い」「ことばの遅れ」「学習のつまずきや遅れ」「字が汚い、不器用、運動音痴」「発達障害ではないか」「チックがある」「学校へ行けない」「頭痛、腹痛、嘔気《おうき》をよく訴える」「朝起きられない」「昼夜逆転している」「人ごみに出られない」「汚れや回数を極端に気にする」「気分が落ち込む」「イライラしている」など。

子どものこころ診療部 スタッフ

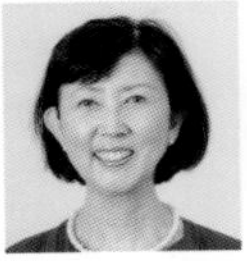

部長・教授
友田 明美

副部長・准教授 …… 森本 武志
客員教授 …… 杉山 登志郎
教授 …… 松﨑 秀夫
教授 …… 小坂 浩隆
准教授 …… 鈴木 太
准教授 …… 水野 賀史

詳しくはこちらから▶

総合周産期母子医療センター

生殖から不育症、周産期、新生児、未熟児までの一連の「生命継承」にかかわる医療を、産科婦人科と小児科が協力し一貫して行っています。リスクの高い妊婦や集学的治療を要する新生児等に高度で専門的な医療を提供し、より安全で安心な周産期医療体制の構築に努めています。

診療体制

MFICU 部門

福井県の周産期医療ネットワークの責任施設として、県内外の医療施設からの患者紹介を受け、高度管理を必要とするハイリスク妊娠の診療を担当しています。また、疾患の急性期を管理し危機を脱した後は、搬送元の病院に帰るためのシステムの確立にも力を注いでいます。

奥越地域については、福井社会保険病院との連携により、正常妊娠分娩の管理も行っています。住民の皆さんに、「利便性」と「高度医療」を同時に提供するユニークな医療連携として、全国的にも注目されています。

妊婦死亡の大きな原因である前置・癒着胎盤に対する手術法（子宮底部横切開法）を開発し、国内外から高い評価を受けています。この手術法の全国への普及指導に務めています。

NICU 部門

小児科各分野の専門医師と協力しハイリスク新生児の診療を行っています。

小さな体にとって負担が大きい検査は、なるべく必要最低限となるよう心がけています。

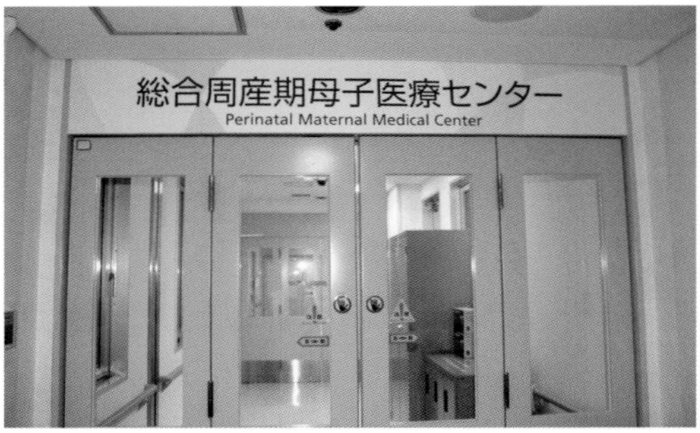

看護スタッフや理学療法士が中心となって、胎内環境に近い姿勢がとれるようにしたり、外的ストレスから赤ちゃんを守るために音や光刺激を減らすなど、発達のケアにも力を入れています。

急性期を脱した大きな合併症のない赤ちゃんは、自宅がある地域の関連病院で診療が継続できるよう逆搬送を行っています。

長期入院した赤ちゃんは要望があれば、退院前に一般小児科病棟でお母さんと一緒に過ごしてもらう準備期間を設けています。

フォローアップ専門外来を開設しており、退院後の赤ちゃんの発育・発達を家族と一緒に見守っていきます。

総合周産期母子医療センター スタッフ

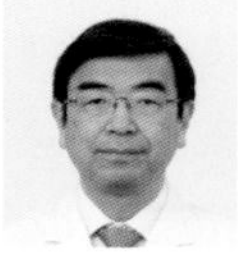

センター長・教授
大嶋 勇成

副センター長・教授 ………… 吉田 好雄
特命助教 ………… 宮﨑 有美子
特命助教 ………… 伊藤 尚弘

詳しくはこちらから▶

神経科精神科

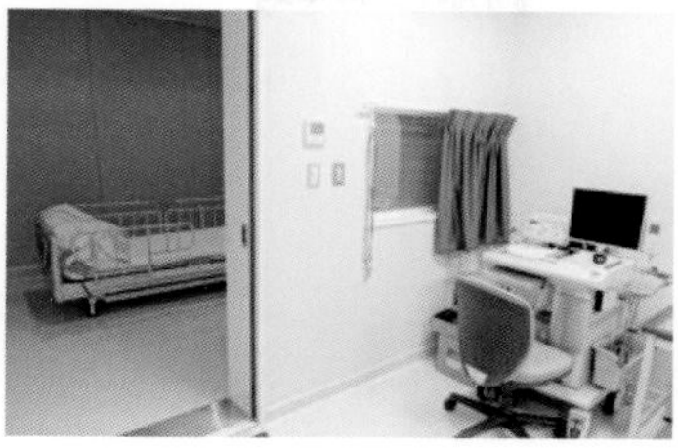

脳あるいは心理的な要因によって生じる、さまざまなこころの病気の診療を行っています。児童期から老年期までの幅広い疾患を対象とし、うつ病や統合失調症以外にも、認知症などの器質性の精神疾患、睡眠障害、てんかん、神経発達症、摂食障害《せっしょくしょうがい》の診断・治療にも積極的に取り組んでいます。

診療体制

精神保健指定医、各学会の専門医を中心としたチーム医療を行っています。病棟は41床あり、薬物療法、認知行動療法などのカウンセリングも含め総合的な治療を実践し、また総合病院の特性を生かし、身体合併症の治療もあわせて行っています。外来は初診を含めて予約制ですが、緊急の対応にも備え、月～金曜まで毎日開設しています。地域との関連を重視し、紹介の受け入れなど各医療機関と密接な連携のもとで診療を進めています。

年間診療実績

外来患者数 **12,313** 人
入院患者数 **8,535** 人

高度医療例

外来では一般の外来診療に加えて、神経発達症、脳画像診断、睡眠、神経症、ストレス、気分障害、物忘れなど各領域の専門医が、PET や MRI などの先進的医療機器を用いた最新の診療を行っています。特に、子どものこころ診療部とともに連携を取りながら、児童思春期の精神医療にも力を入れています。病棟では、総合病院の特徴を生かし、身体疾患の合併症診療、治療抵抗性統合失調症のクロザリル治療や遷延性《せんえんせい》・難治性のうつ病などを対象に電気けいれん療法（ECT）の先進的な治療など、経験豊かなスタッフによるチーム医療を実践しています。

症状・対象疾患

①うつ病、躁うつ病などの気分障害
②統合失調症
③不眠症、レム睡眠行動異常症、睡眠時《すいみんじ》無呼吸症候群《むこきゅうしょうこうぐん》などの睡眠障害
④パニック障害や強迫性障害などの不安に関連した疾患
⑤自閉スペクトラム症や注意欠如多動症など神経発達症
⑥拒食症や過食症などの摂食障害
⑦アルツハイマー病、レビー小体型認知症などの認知症
⑧てんかんなどの発作性疾患
など精神神経疾患すべてを対象に診療します。

神経科精神科 スタッフ

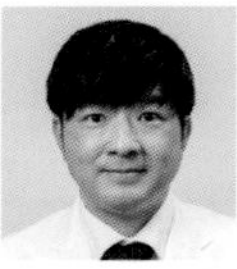

科長・教授
小坂 浩隆

副科長・准教授……大森 一郎
講師・外来医長……水野 智之
講師・病棟医長……上野 幹二
助教……武藤 悠平
助教……石橋 知明
助教……福元 進太郎
助教……今成 英司

詳しくはこちらから▶

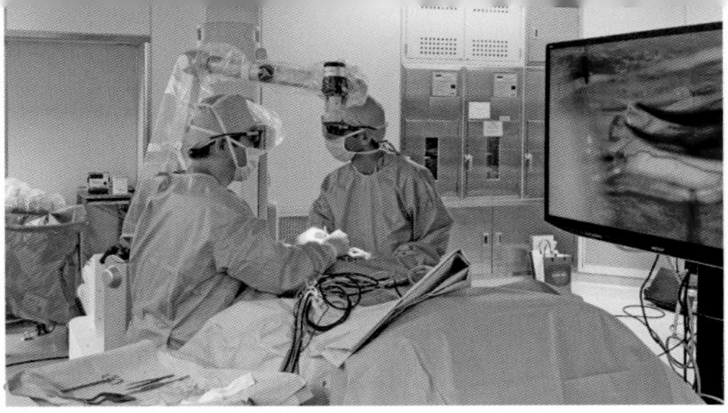

脳神経外科

脳、脊髄《せきずい》、末梢神経系《まっしょうしんけいけい》およびその付属器官（血管、骨など）に起こる病気のなかで、手術の対象となる疾患について治療を行う基本診療科です。

診療体制

脳腫瘍《のうしゅよう》や脳動脈瘤《のうどうみゃくりゅう》、脳内出血、頭部外傷の治療はもちろん、脳動静脈奇形（AVM）、モヤモヤ病、頭蓋底腫瘍《ずがいていしゅよう》、脳幹病変、先天奇形など、他の病院では治療が困難な疾患に対する手術も行っています。救急患者に対しては、救急部医師、神経内科医とともに初期治療を開始し、24時間体制で緊急手術を実施しています。重症患者に対しては、集中治療室（ICU）にて、ICU医とともに管理を行っています。外来診察は月・水・金曜の午前中で、火曜と木曜は手術・検査日となります。

年間診療実績

外来患者数 **4,558** 人
入院患者数 **9,438** 人
手術件数 **274** 件

高度医療例

手術室には、脳血管撮影装置や、全国的にも少ないCT装置を配備しています。2021 年2月に中部地区では2番目、北陸では初の外視鏡（小型カメラと3D モニターで手術）を導入しました（写真）。

●**脳腫瘍外科**／覚醒下手術、腫瘍蛍光標識（5-ALA）を用いた神経膠腫《しんけいこうしゅ》の手術、頭蓋底腫瘍、脳幹病変、眼窩内腫瘍《がんかないしゅよう》などの手術。

●**脳血管外科**／バイパスを併用した巨大脳動脈瘤の手術、鍵穴手術、深部バイパス術など。

●**内視鏡手術**／内視鏡を用いて鼻から下垂体病変を摘出。内視鏡を用いて小さい穴から脳室内病変を摘出。

●**脳血管内治療**／開頭せず、カテーテルを用いて血管病変を治療。

症状・対象疾患

- **脳血管障害**：未破裂／破裂脳動脈瘤、脳動静脈奇形（AVM）、硬膜動静脈瘻《こうまくどうじょうみゃくろう》（dAVF）、海綿状血管腫、高血圧性脳内出血、頭蓋内《ずがいない》動脈閉塞症《どうみゃくへいそくしょう》／狭窄症《きょうさくしょう》、モヤモヤ病、頚部内《けいぶない》頚動脈狭窄症《けいどうみゃくきょうさくしょう》、片側顔面痙攣《けいれん》／三叉神経痛《さんさしんけいつう》
- **脳腫瘍**：多くの脳腫瘍、深部脳腫瘍、下垂体腫瘍、眼窩内腫瘍
- **頭部外傷**：急性硬膜外／硬膜下／脳内血腫、脳挫傷／急性脳腫脹、頭蓋骨／顔面骨骨折、慢性硬膜下血腫
- **水頭症**：非交通性（閉塞性）水頭症、交通性（正常圧）水頭症
- **先天奇形**：キアリ奇形／脊髄空洞症
- **機能外科**：片側顔面痙攣、三叉神経痛、筋拘縮《きんこうしゅく》
- **脊髄・脊椎**：脊髄腫瘍、脊髄AVM/dAVF、頚椎症／頚椎椎間板ヘルニア

脳神経外科 スタッフ

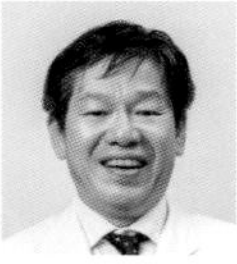

科長・教授
菊田 健一郎

副科長・准教授	小寺 俊昭
講師	有島 英孝
助教・外来医長	磯﨑 誠
助教・病棟医長	山内 貴寛
助教	山田 真輔
助教	赤澤 愛弓
助教	木戸口 正宗
特命助教	芝池 由規

詳しくはこちらから▶

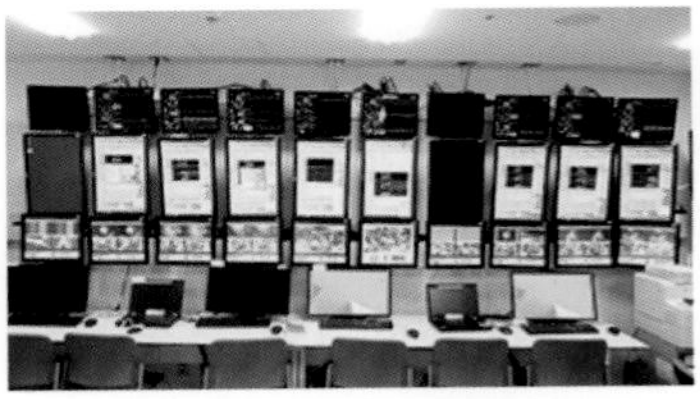

麻酔科蘇生科

中央手術室や血管造影室および高エネルギー研究所手術室などにおける全身麻酔、硬膜外《こうまくがい》麻酔・脊髄《せきずい》くも膜下麻酔や各種神経ブロック・局所麻酔時の鎮静など、外科的処置に対して、周術期のあらゆるストレスを軽減しています。「ペインクリニック」のペインは、痛みという意味です。

診療体制

痛みでつらい思いをしている患者さんのための治療を行っています。集中治療部では外科系内科系を問わず、重症患者さんの治療を行っています。

年間診療実績

外来患者数 **1,788** 人
入院患者数 **54** 人
ICU 入室患者数 **618** 人

高度医療例

周術期管理

硬膜外麻酔の併用による周術期管理、エコーを使用した血管確保および局所麻酔の施行、脳波連続測定（BIS モニター）による麻酔深度の評価など。

ペインクリニック

神経ブロック法、レーザー光線治療、高周波熱凝固法、硬膜外脊髄刺激療法、さまざまな鎮痛薬や鎮痛補助薬を用いた、患者さん個々に合わせた特殊な薬物療法。

集中治療部

一般的な人工呼吸療法に加え、体外循環装置や血液浄化法など各種補助機器を使用し、患者さんの呼吸循環管理をサポートするとともに急性期からの早期リハビリテーションを行うなど、患者さんの長期予後※をみすえた治療。

※予後：今後の病状についての医学的な見通し

症状・対象疾患

- **周術期管理**：種々の合併症を持った新生児から高齢者まで、腹腔鏡手術《ふくくうきょうしゅじゅつ》や人工心肺を使用した手術なども含め、あらゆる手術のすべてのストレスに対して、万全の体制で身体を保護しますので、納得のうえ安心して手術を受けてもらえます。
- **ペインクリニック**：帯状疱疹《たいじょうほうしん》にかかわる痛み、三叉神経痛《さんさしんけいつう》、頭痛、顔面痛、複合性局所疼痛症候群《ふくごうせいきょくしょとうつうしょうこうぐん》、幻肢痛《げんしつう》など神経因性疼痛、肋間《ろっかん》神経痛、慢性膵炎《まんせいすいえん》など胸腹部の痛み、脊椎からくる四肢《しし》・背部・腰部の痛み、肩関節や頚部《けいぶ》の痛み、手術後の痛み、がんによる痛み、血行障害など。

麻酔科蘇生科 スタッフ

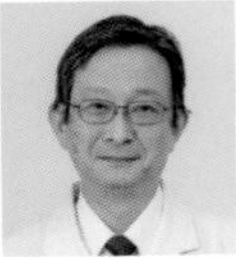

科長・教授
重見 研司

副科長・准教授・病棟医長	竹内 健二
講師	齊藤 律子
講師	細川 康二
助教	田畑 麻里
助教・外来医長	松木 悠佳
助教	次田 佳代
助教	関 久美子
助教	佐上 祐介
助教	神澤 聖一
助教	松田 修子

詳しくはこちらから▶

放射線科

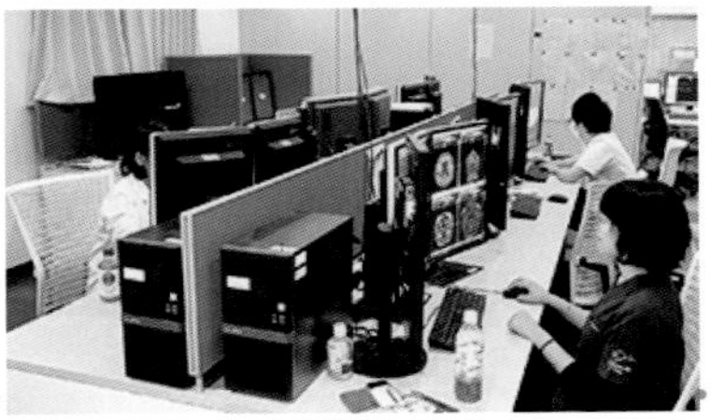

放射線診断（CT、MRI）、核医学、放射線治療、血管内治療の4部門の比較的専門性の異なる広い領域を担当しています。CT、MRI、PET などの画像の読影を専門的に行うとともに、血管造影手技を用いた治療やがんに対する放射線照射療法を専門家として施行しています。

診療体制

放射線診断部門は各種画像検査（XP、CT、MRI、US）の診断を行っています。血管内治療部門では、インターベンショナルラジオロジーによる腫瘍《しゅよう》や血管病変の治療を担当しています。核医学部門は、放射性同位元素を用いたシンチグラフィ検査の実施、診断を担当しています。放射線治療部門では、がんなどに対して放射線を用いた治療を行っています。いずれの部門においても専門医資格を持った放射線科医により、診療を行っています。

年間診療実績

外来患者数 **3,916** 人

高度医療例

放射線診断・核医学部門では、高磁場 MRI 装置（3T 装置）を使用した機能画像解析や、FDG-PET 検査による腫瘍の病期、再発・転移評価を行っています。

放射線治療部門では、頭部や肺、肝臓の定位的放射線照射を行っています。また、前立腺がん、頭頸部《とうけいぶ》がんを中心に、強度変調放射線治療（IMRT）も行っています。同室 CT を用いた画像誘導放射線治療（IGRT）で、正確な位置確認が可能です。

症状・対象疾患

- **血管内治療**：肝転移、肝細胞がんに対する動脈塞栓術《どうみゃくそくせんじゅつ》、リザーバー留置、骨盤骨折や消化管出血に対する止血目的の動脈塞栓術、急性の動脈閉塞《へいそく》に対する血管形成術（PTA）などの血管内治療を各科からの依頼をもとに行っています。
- **放射線治療**：ほぼ全身の悪性腫瘍を対象に、局所治療として効果の期待できる侵襲《しんしゅう》性《せい》（体への負担）の少ない治療です。また、人体の形態と機能を温存することが可能で高い QOL（生活の質）を保つことができます。治療による副作用が少ないと予想される場合には、外来通院で治療が可能です。

放射線科 スタッフ

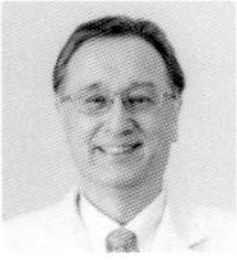

科長・教授
木村 浩彦

副科長・講師	木下 一之
准教授・病棟医長	塩浦 宏樹
准教授	坂井 豊彦
准教授・外来医長	小坂 信之
助教	豊岡 麻理子
助教	尾﨑 公美
助教	竹内 香代
助教	髙田 健次
助教（放射線部）	小辻 知広

詳しくはこちらから▶

救急科／救急部／総合診療部

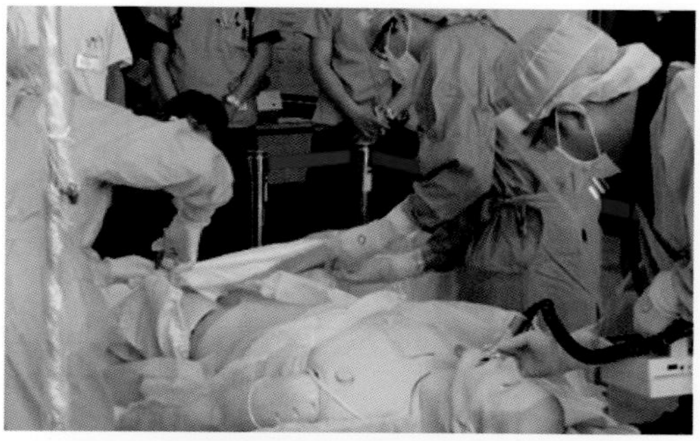

救急部では、大学病院としては全国でもまれな1次救急から3次救急まで、すべての救急患者さんを受け入れる北米型（ER型）救急体制による救急初期対応に軸足を置いた救急診療を専門としています。また、重症多発外傷や重症中毒などの入院患者さんの集中治療を行う、日本型（救命型）救急診療も行っています。

総合診療部では、総合的な外来診療に軸足を置いた家庭医療学を専門としていますが、病院で入院患者さんの診療を行う総合内科学も視野に入れています。永平寺町立在宅訪問診療所と連携しています。

診療体制

救急室に受診する患者さんの約10%は緊急治療の必要な患者さんで、救急部の医師が初期診療するのにふさわしいといえます。残りの90%の患者さんは緊急治療は必要ないのですが、やはり何らかの診療が必要な患者さんで、総合診療部の医師が初期診療するのにふさわしいといえます。このように軽症、重症を問わず、救急室に受診するすべての患者さんのニーズにあった初期診療ができるように、救急部と総合診療部の医師が合同で救急初期診療部隊を形成しました。全国の大学病院でもまれな試みです。

年間診療実績

- 救急科：外来患者数 **10,368** 人
  入院患者数 **3,374** 人
- 総合診療部：外来患者数 **4,036** 人

症状・対象疾患

- **救急部**：重症多発外傷や重症中毒における集中治療から、心肺蘇生、重症熱中症、重症低体温、重症アナフィラキシーショックなどにおける救急初期治療から集中治療までを行う体制が365日24時間整っています。
- **総合診療部**：セカンドオピニオン外来の窓口、web相談窓口などを担当しています。禁煙外来や中高年女性外来などを行っていますが、近い将来、和漢診療外来の開設や、在宅医療への支援なども視野に入れています。

救急科／救急部／総合診療部 スタッフ

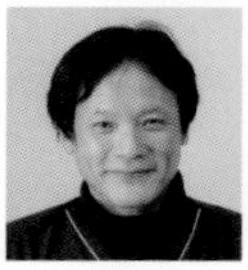

科長・総合診療部長・教授
林 寛之

救急部長・診療教授	木村 哲也
講師・病棟医長	小淵 岳恒
助教・外来医長	森田 浩史
助教	山田 直樹
助教	川野 貴久
助教	山中 俊祐
助教	此下 尚寛

詳しくはこちらから▶

病理診断科／病理部

組織診標本（生検・外科病理・術中迅速）と細胞診標本を作製し、病理診断および細胞診断を行っています。

診療体制

病理診断科／病理部所属の病理医11人と技師6人のほかに、病理学講座所属の病理医・技師の支援を受けて院内および院外の病理診断、細胞診断を行っています。通常の染色（それぞれHE染色およびパパニコロウ染色）以外に、必要に応じて特殊染色や免疫染色を行い、客観的かつ質の高い病理・細胞診断を常に心がけています。

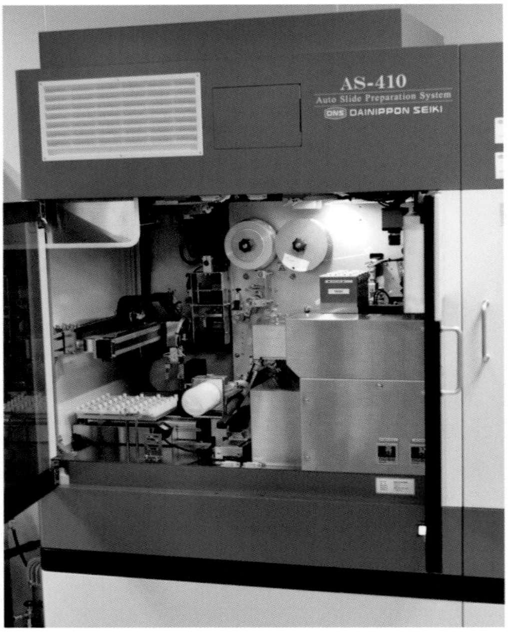

組織切片自動薄切装置

先進機器

遠隔病理診断（テレパソロジー）を行っています。2008年から、ISDN回線で病理部と舞鶴共済病院がつながっており、舞鶴共済病院で作製された凍結切片を遠隔操作することで遠隔迅速病理診断を行っています。

また、2014年からはインターネット回線を使用することで、以前より迅速に診断することが可能になりました。遠隔病理診断に関しては、ほかの関連病院との連携も視野に入れています。

2012年4月には分《ぶん》子《し》標《ひょう》的《てき》治《ち》療《りょう》の適応決定のために、全自動SNAPs検査装置を導入し、EGFRおよびK-ras遺伝子変異検査が実施可能となっています。

2017年2月には組織切片自動薄切装置を導入し、作業効率の向上が期待されます。

病理診断科／病理部 スタッフ

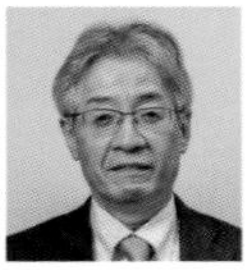

科長・部長・診療教授
今村 好章

詳しくはこちらから▶

検査部

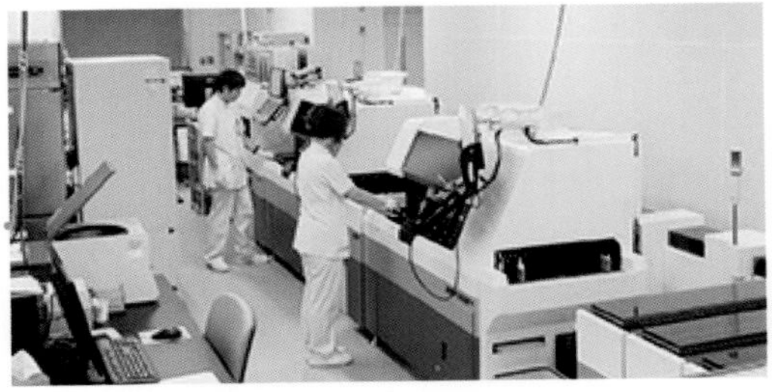

専門分野別に多種多様な検査を実施しています。当検査部は病院全体の ISO 9001 だけでなく、臨床検査室の国際認定（ISO 15189）を取得し、先端機器や技術を積極的に導入して、迅速かつ正確に検査結果を報告し、診断や治療方針の決定、治療効果の確認などに役立ててもらえるよう国際レベルの高品質なデータ提供に努めています。

先進機器

● 検体検査迅速分析総合システム

迅速検査への対応と省力化を目的に、検体を効率的に分注・仕分け、搬送ラインを使って生化学および免疫自動分析装置へ検体を搬送し、分析終了後の検体をナンバリングして保存します。

● 血液・凝固検査自動分析装置

搬送ラインを用いた自動血球計数分析装置や専用の凝固検査装置により、外来至急検査に対応でき、検査部に到着後約 30 分以内に結果報告しています。

● 感染症検査装置

県内唯一、質量分析器を用いて菌種同定を短期間で報告でき、血液培養装置は 24 時間稼働しています。

● 生理機能検査装置

高機能な心電計、呼吸機能検査装置、超音波診断装置などを配置し、生理検査情報システムで統合的にデータ管理することにより、動画参照などを含めて結果のペーパーレス報告をしています。

専門医

- 日本臨床検査医学会 臨床検査専門医制度認定研修施設
- 日本臨床微生物学会 認定臨床微生物検査技師制度研修施設

診療体制・治療方針

● 検体検査部門

生化学、一般、血清、血液、細菌の専門分野から構成され、外注検査受付や採血支援業務も行っています。

● 生理検査部門

心電図、血圧脈波、呼吸機能、脳波、筋電図、神経伝導などを日常行っています。

● 超音波センター

7 台の超音波診断装置を用いて心臓、腹部、各種血管、甲状腺、乳腺エコーを行っています。

検査部 スタッフ

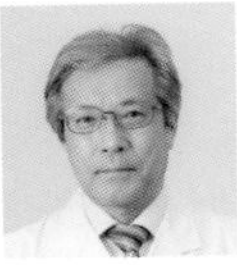

部長・診療教授
木村 秀樹

臨床検査技師長	橋本 儀一
副臨床検査技師長	飛田 征男
副臨床検査技師長	市川 雅彦
副臨床検査技師長	鳥居 国雄
臨床検査技師	常勤28人、非常勤6人

詳しくはこちらから▶

薬剤部

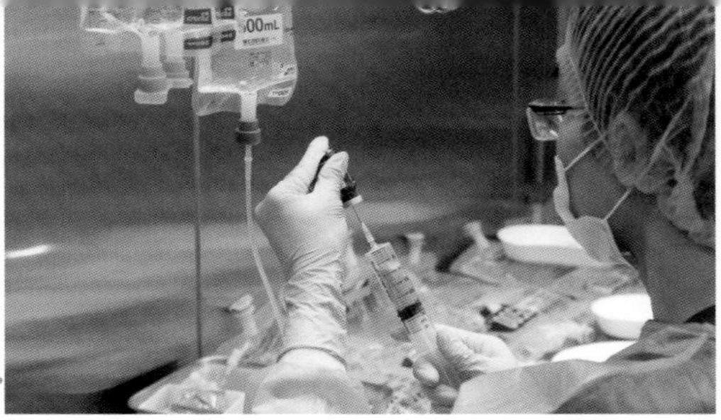

安全かつ効果的な薬物療法を実施するために、医薬品の適正使用推進や供給・管理を主な業務としています。また、医師、看護師、その他院内スタッフとともに医療チームの一員として高度な医療を支えています。

主な業務内容

医薬品情報業務

医薬品に関する情報を収集・評価し、医薬品の適正使用推進に欠かせない情報を院内に向けて提供しています。

病棟薬剤業務、薬剤管理指導業務

担当薬剤師を病棟に配置し、薬学的観点から患者さんの治療を支えています。ベッドサイドで面談を行い、薬の説明、効果・副作用のチェックを行い、安全かつ効果的な薬物療法が実施できるように医師に提案を行います。

調剤業務

医師より発行された処方箋を薬学的観点から確認（処方鑑査）を行っています。そして処方箋に基づき個々の患者さんに適した薬の調合（調剤）をしています。また、医薬品の適切な供給および管理も担っています。

チーム医療

院内感染制御チーム、栄養管理サポートチーム、緩和ケアチームなどのチーム医療に積極的に参画し、高度な医療を支えています。

高度医療を支える業務

- がん化学療法関連業務（抗がん剤の無菌的調製、投与計画の管理など）
- 薬物血中濃度モニタリング業務（薬物の血液中濃度を利用した投与設計）
- 製剤業務（医薬品の無菌調製、市販されていない治療薬の調製）
- 医薬品安全管理業務（未承認薬や適応外使用の管理）

施設認定

- 日本医療薬学会 医療薬学専門薬剤師・がん専門薬剤師・薬物療法専門薬剤師・地域薬学ケア
- 専門薬剤師研修施設
- 日本臨床薬理学会 認定薬剤師制度研修施設
- 日本病院薬剤師会 がん薬物療法認定薬剤師研修事業認定研修施設
- 日本薬剤師研修センター 薬剤師養成事業実務研修生受入施設

薬剤部 スタッフ

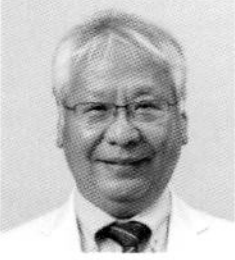

部長・教授
後藤 伸之

副部長・講師	塚本 仁
副部長	古俵 孝明
主任薬剤師	11人
薬剤師	32人

詳しくはこちらから▶

栄養部

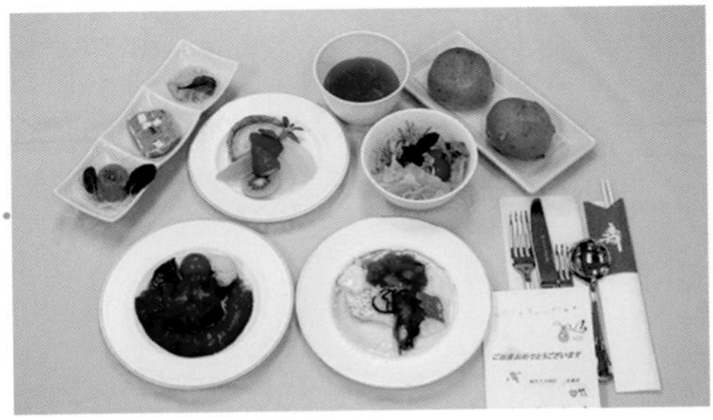

部長、副部長の下、栄養管理部門とNST部門に分かれています。栄養管理部門は、栄養管理計画作成、病院食の提供、栄養教育の実施を行う部門で、NST部門は高リスク患者さんの栄養管理、勉強会などによる栄養知識の啓発を行う部門です。

診療体制・治療方針

「患者さんの人権・QOLを尊重し、人間栄養学に基づいた栄養ケアサービスを提供するとともに、安全で喜ばれる質の高い食事サービスを提供すること」を目標としています。

栄養食事指導の実施

外来… 月～金曜まで（祝日を除く）9:00～17:00、外来の共通相談室で実施

入院…原則月～金曜まで（祝日を除く）、病棟にて実施

集団…糖尿病教室、腎臓病《じんぞうびょう》教室、コアグ教室、母親学級

栄養管理・NSTについて

食物アレルギーや食形態の確認・調整などの栄養管理は入院前から始まり、入院時には医師・看護師・管理栄養士が一人ひとりの栄養状態を確認し、特別な栄養管理の必要性の有無を判断します。その後、病棟担当管理栄養士は栄養管理計画書を作成し、栄養面から患者さんを支えています。低栄養状態と判定された患者さんや、医療スタッフから栄養に関して問題有とされた患者さんは、NSTサポート対象となり、多職種の専門スタッフからなるチームで回診やカンファレンスを行って、早く栄養状態が改善するようにさまざまな提案をしています。

病院食について

2014年9月の新棟移転により、調理後の食事を急速冷却し、冷却したまま盛り付けし、配膳直前に器ごと加熱する調理システム（ニュークックチル方式）を取り入れたことで、衛生面に配慮した加熱後2時間以内の喫食*ができるようになりました。

2019年2月14日よりお祝い膳をリニューアルし、“病院らしくないもの”“委託業者やレストランの力を借りずに自分たちだけで作る”をコンセプトにした洋食のミニフルコースを提供しています。

また、嚥《えん》下《げ》食《しょく》、無菌食、生物禁止食、化学療法や放射線治療の方の食事、アレルギー対応食など、患者さんの状態に合わせた個別対応も行っています。

＊喫食：美味しく食事をすること

栄養部 スタッフ

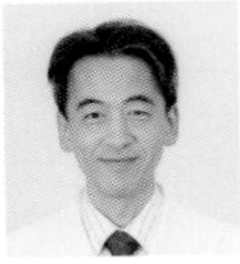

部長・准教授
廣野 靖夫

副部長・准教授	黒川 哲司
副部長・管理栄養士長	早瀬 美香
管理栄養士（主任を含む）	8人
栄　養　士（パート）	1人
調　理　師	16人
技能職員（パート）	4人

詳しくはこちらから▶

緩和ケアセンター

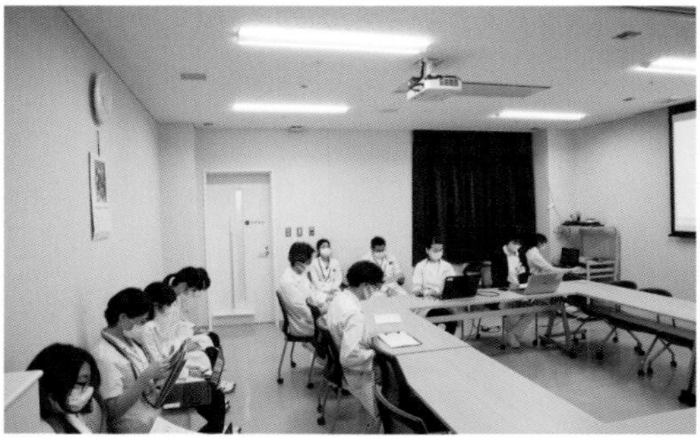

緩和ケアは、がんなどの命を脅かす病気と診断されたときから生じる苦痛に対して、患者さんと家族が受けられるケアです。苦痛とは人それぞれに異なります。一般的な痛みやだるさだけでなく、気持ちのつらさや経済的負担、社会的な役割の喪失などで苦しむ方もいます。

緩和ケアチームは、これらの苦痛に対して、各種エキスパートの医師、看護師、薬剤師、理学療法士、栄養士、MSW(医療ソーシャルワーカー)、その他多職種のメンバーで全人的にサポートしていくチームです。

緩和ケアチームの診療を希望する方は、担当医や看護師などに希望を伝えてください。主治医や受け持ち看護師の依頼を受け、チームの各診療科医師や看護師、薬剤師などが、苦痛の内容に応じて迅速に対応します。

診療体制・治療方針

緩和ケア外来

緩和ケア外来は、主に毎週平日の午前中に完全予約制で診療しています。外来には医師だけでなく緩和ケア認定看護師が同席し、医師に話しにくい内容も気軽に相談してもらえます。実際の主訴としては、疼痛《とうつう》30%、抑うつ23%、不眠25%、不安18%、食欲不振2%と多岐にわたっています。

病状が進行すると、それまで行われていた治療を中止しなければならなくなったり、家での生活が困難になったりすることがあります。その際は、意思決定支援、療養場所決定支援、在宅緩和ケアサービス調整なども行います。

診断直後、手術や抗がん剤などの積極的治療中、症状緩和主体の時期と病気の時期にかかわらず受診してもらえます。

緩和ケアセンター スタッフ

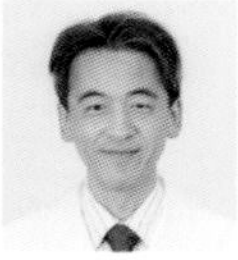

センター長・准教授
廣野 靖夫

特命助教・緩和ケア専従医師 ……… 児玉 麻衣子
助教・緩和ケアチーム医師 ……… 武藤 悠平
特命助教・緩和ケアチーム医師 ……… 椿 貴佳

詳しくはこちらから▶

患者総合支援センター

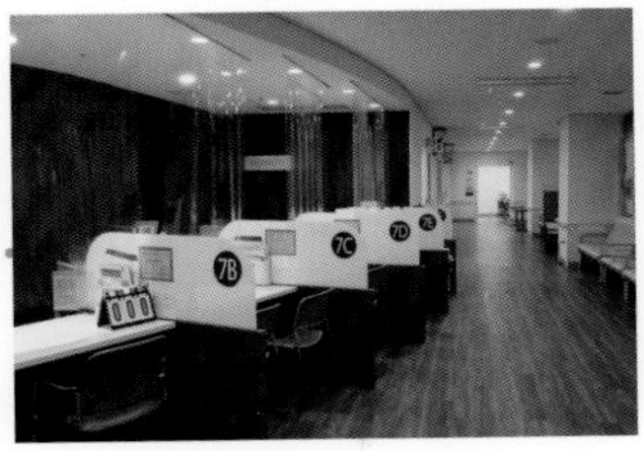

患者さんやその家族からの療養に関する総合的な窓口として、安心と信頼のおけるサービスを提供することで患者さん等の生活を支援することを目的としています。

主な業務内容

●地域医療連携部

診療予約受付:地域医療機関からの「紹介・予約申し込み」を行っています。予約運用の改善や患者さんのサービス向上に努めています。

退院支援・退院調整：各病棟に入退院支援看護師を配置し、MSWと共に多職種連携し入院前情報を活用した早期の入退院支援に取り組んでいます。家族との面談、地域の方々と退院前カンファレンスを行います。必要に応じ在宅療養相談部に繋げ、看護師の退院後訪問指導をサポートしています。

●入院支援部

入院となった患者さんや家族に対して、安心できる入院療養を支援しています。入院に係る患者情報の収集および病棟への情報提供、入院オリエンテーションや各診療科および中央診療施設等と連携して入院支援をしています。

●術前検査支援部

患者さんへの負担が大きい手術および検査等の実施前において、組織的・効率的にかかわり、安心・安全な医療の提供に努めています。術前検査の調整や手術・処置等に係る患者情報の収集やオリエンテーションだけでなく、各診療科および中央診療施設等と連携して術前検査を支援しています。

●在宅療養相談部

種々の医療的な自己管理を行う外来通院中の患者さんや家族に対し、患者さんの生活に合わせた適切なケアができるよう、専門知識・技術を持った看護師が相談・指導・ケアを行います。在宅療養指導、糖尿病のフットケア、禁煙外来支援などを行っています。

●患者相談部

患者さんやその家族からの疾病に関する医学的な質問、がん診療ならびに生活上・入院上の不安等、さまざまな相談に対応し、医療サービスの向上を図ることを目的としています。

患者総合支援センター スタッフ

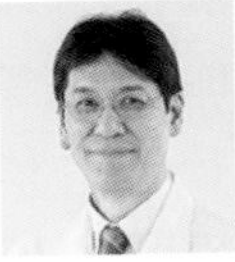

センター長・教授
石塚 全

副センター長・看護部長・入院支援部長 ……… 五十嵐 行江
地域医療連携部長・教授 ……… 岩野 正之
術前検査支援部長・患者相談部長・教授 ……… 吉田 好雄
在宅療養相談部長 ……… 早稲田 優子

詳しくはこちらから▶

高エネルギー医学研究センター

当研究センターは、ポジトロン断層撮影（PET）装置や、磁気共鳴画像（MRI）装置を用いて生体の機能や病態を画像化し、疾患の診断、病態評価と予防に関する基礎的、臨床的研究の発展をめざしています。

高エネルギー医学について

放射線、光線、電波などはいずれも電磁波エネルギーです。医療に利用されているX線、ガンマ線などは、いずれも光よりエネルギーの強い高エネルギー線です。比較的高いエネルギーのX線や高磁場MRI装置を用いて研究を行っています。

主な業務内容

過去の臨床医学においては、X線写真が唯一の医用画像でしたが、1972年のX線コンピュータ断層投影（CT）の発明が契機となって、さまざまな医用画像が登場してきました。その中で、X線CT、MRIは臓器の形態異常の診断に優れています。これに対して、放射性同位元素（ラジオアイソトープ：RI）を利用する核医学画像は、臓器の機能異常の描出に適しており、形態異常の出現する前の段階で疾患を見つけることができる特徴があります。PETは、短寿命のRIを利用する核医学画像の1つですが、体の中の循環代謝機能の測定ができる利点があり、脳、心臓、悪性腫瘍《あくせいしゅよう》など、多くの疾患の病態の解明に貢献することが期待されています。また、MRIによる機能測定技術の開発も進化しており、今後これらの非侵襲的《ひしんしゅうてき》機能画像診断法の一層の進展が期待されています。

一方、生化学や分子生物学の目覚ましい発展により、老化、変性、発がんなど、各種の疾患において遺伝子レベルからの異常が見つけられ、多数の分子がその異常に関与することが報告されています。サイクロトロンで製造されるポジトロン核種は、これらの分子の標識に適しており、機能異常の分子レベルにおける画像化をめざしてその基礎的研究を行っています。

当センターでは2015年からPET、MRIの両者を同時に撮影できるPET/MRI装置を導入しており、臨床研究や診療に利用しています。

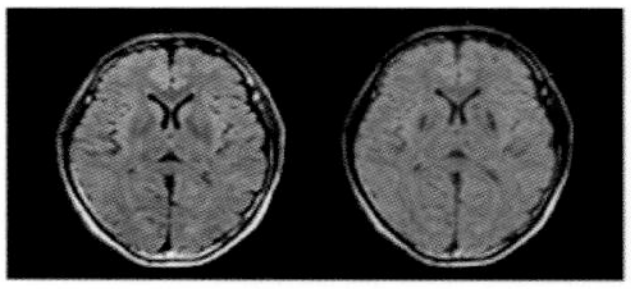

■PETとMRIの融合画像

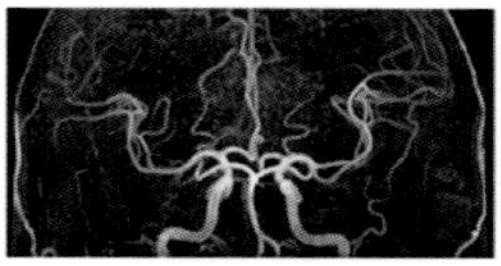

■MRAによる血管検索

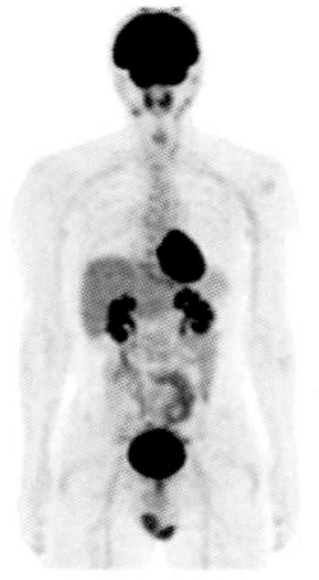

■全身PET-MRI画像

高エネルギー医学研究センター スタッフ

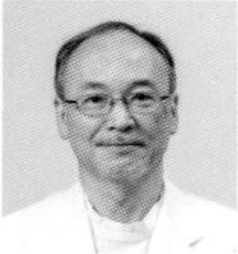

センター長・教授
岡沢 秀彦

教授……清野 泰
准教授……辻川 哲也
准教授……牧野 顕
助教……森 哲也

詳しくはこちらから▶

患者さんの声

Ａ看護師さん、私の入院中は大変お世話になり、ありがとうございました。また、明るい笑顔にずいぶん癒されました。それと、この病院で生まれた孫も現在中学生、将来は看護師をめざしています。Ａ看護師さんのような真面目でステキな看護師さんになってほしいと思いました。

最近、小児病棟では、お父さんの付き添いも増えていて、うちの主人もその1人です。先日、男性看護師さんが、主人に声をかけてくださって、長い闘病での付き添いの苦労や不安などを聞いてくださってありがたかったと言います。男性同士だから話せることがあるのかな…とつくづく男性看護師さんの存在が大事だと気づきました。

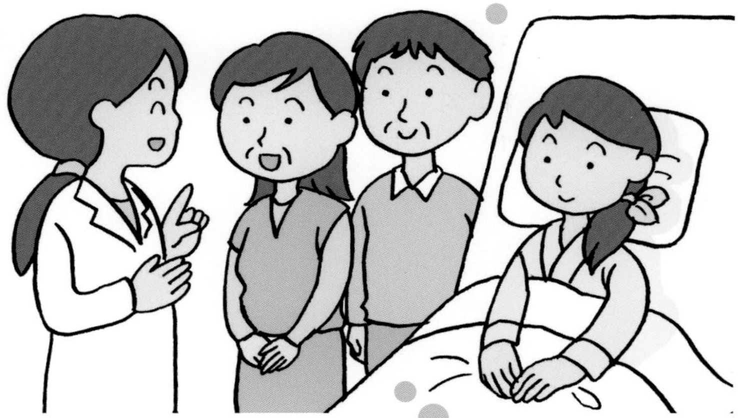

スタッフの皆さんがすごく親切で感じがよくて、嬉しかったです。私は入院が初めてなので不安でしたが、退院日が近づいても、もう1日いてもいいなと思えるほどでした。

入院時、食事を提供してくださった栄養士の方々へ感謝の気持ちをお伝えしたく、このように書かせていただきます。やさしく味付けされた温かい食事に、手術後のつらい体が癒されました。かぼちゃサラダが特においしかったです。

救急車でＥＲを経て、産婦人科に６日間入院させていただきました。急な入院なのに、てきぱきとベッドを用意してくださり、遅い時間にもかかわらず、いやな顔ひとつせず、あたたかく受け入れていただきました。さらに、何度も声をかけてもらって、それだけで痛みやつらさがひいていくようでした。

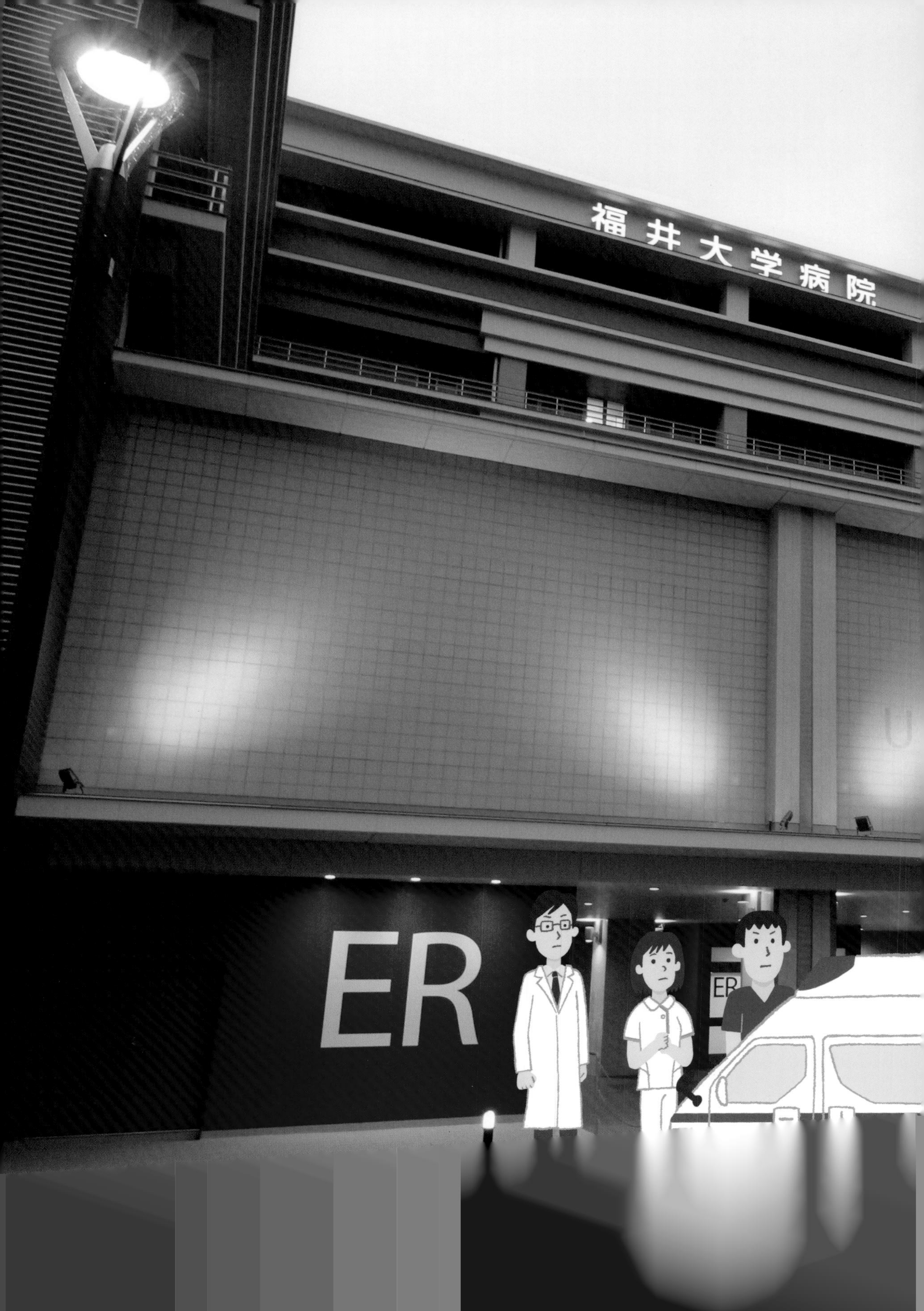
福井大学病院
ER
ER

もっと知りたい！

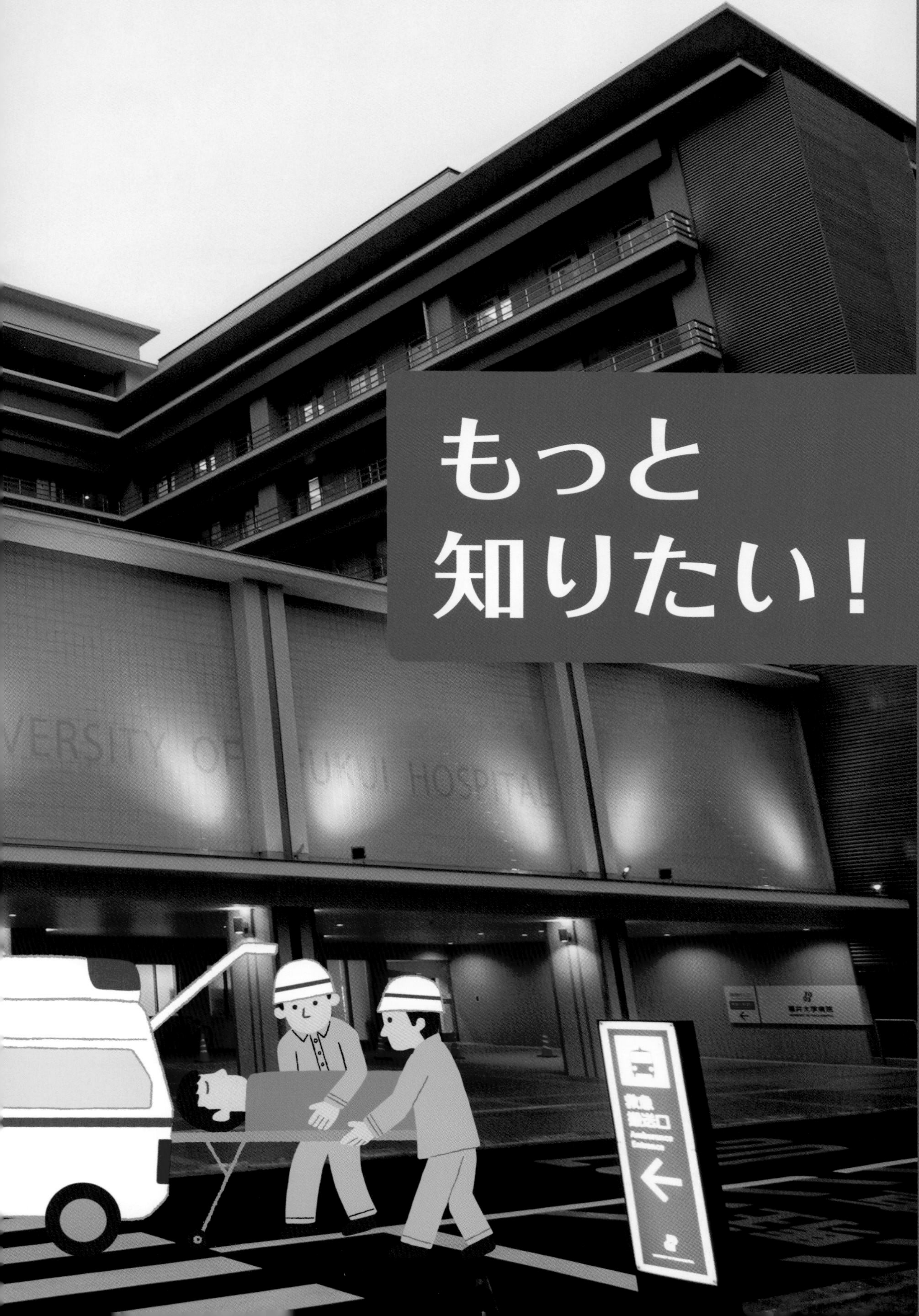

先進医療って、なに？

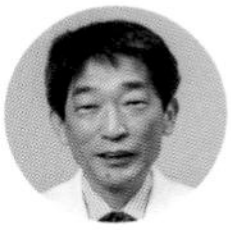

医学研究支援センター　センター長　藤枝《ふじえだ》 重治《しげはる》

厚生労働省が定める高度な医療技術を用いた治療のことです

先進《せんしん》医《い》療《りょう》は、健康保険等による保険診療が認められる前の高度で新しい医療技術で有効性や安全性に関して一定基準を満たしたものです。この先進医療の治療を受けるためには、厚生労働大臣が定める医療施設に受診する必要があります。

先進医療を受けたとき、患者さんは一般の保険診療の場合と比べて「先進医療にかかる費用」を多く負担することになります。すなわち、「先進医療にかかる費用」以外の通常の治療費（「診察・検査・投薬・入院料等」）は一般の保険診療と同様に扱われますが、「先進医療にかかる費用」、つまり技術料は患者さん自身が全額負担することになります（図）。

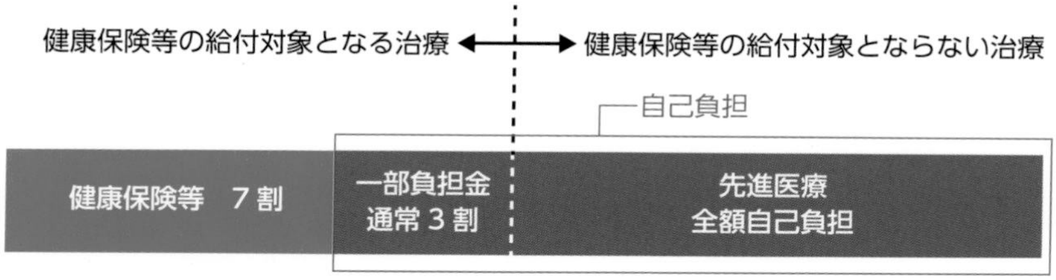

図　先進医療にかかる費用

表　当院で実施中の先進医療（2021年7月現在）

名　称	診療科	技術料（1回）
抗悪性腫瘍剤治療における薬剤耐性遺伝子検査	脳神経外科	51,500円
パクリタキセル静脈内投与（1週間に1回投与するものに限る）およびカルボプラチン腹腔内投与（3週間に1回投与するものに限る）の併用療法　上皮性卵巣がん、卵管がんまたは原発性腹膜がん	産科婦人科	2,830円
LDLアフェレシス療法	腎臓内科	1,733円
S-1内服投与、シスプラチン静脈内投与およびパクリタキセル腹腔内投与の併用療法　腹膜播種を伴う初発の胃がん	消化器外科	8,500円
ウイルスに起因する難治性の眼感染疾患に対する迅速診断（PCR法）	眼科	27,600円
細菌または真菌に起因する難治性の眼感染疾患に対する迅速診断（PCR法）	眼科	27,600円
ハイパードライヒト乾燥羊膜を用いた外科的再建術　再発翼状片（増殖組織が角膜輪部を超えるものに限る）	眼科	100,000円

問い合わせ先

〒910-1193　福井県吉田郡永平寺町松岡下合月23-3
TEL：0776-61-8529（直通）
FAX：0776-61-8169
MAIL　chiken@ml.u-fukui.ac.jp

詳しくはこちらから▶

臓器移植や臓器提供は、どこの病院でもできますか?

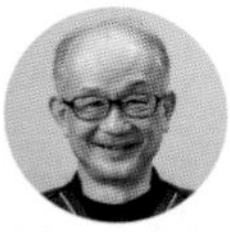

救急部　部長　木村《きむら》 哲也《てつや》

脳死下提供の場合、臓器提供施設の要件が決められています

臓器提供には、脳死下提供と心停止下提供の2種類あります。2010年に改正臓器移植法が全面施行され、本人の書面による意思表示がなくても、本人の拒否がなければ、家族の承諾のみで脳死下臓器移植提供が可能となりました。県内では、当院のほかに福井県立病院、福井赤十字病院、福井県済生会病院が脳死下臓器提供の可能な施設です。また、当院は県下唯一の献腎《けんじん》移植《いしょく》施設であり、移植医療に貢献しています。

脳死下臓器提供施設として

当院は脳死下および心停止下臓器提供病院として、院内のシステムの整備や院内臓器移植コーディネーターの教育に努めています。脳死判定から臓器摘出までの流れを医師・看護師・事務・臓器移植ネットワークコーディネーターなど他職種と連携し、シミュレーション研修を行っています。

腎移植施設として

腎移植の希望があれば、当院泌尿器科・腎臓内科を受診して、日本臓器移植ネットワークへの登録や年に一度の更新手続きをしてもらいます。腎移植後も移植した腎臓が長く機能できるように、外来でフォローアップしていきます。

意思表示と自身の最期の希望

臓器提供の意思表示は、健康保険証・運転免許証・マイナンバーカード・意思表示カード・インターネットによる意思登録で行うことができます。それは、YESでもNOでも構いません。そして、自身がどのような最期を過ごしたいか大切な方と話をしておいてください。それが、残された家族が迷わず選択でき、自身の意思を尊重できることにつながります。

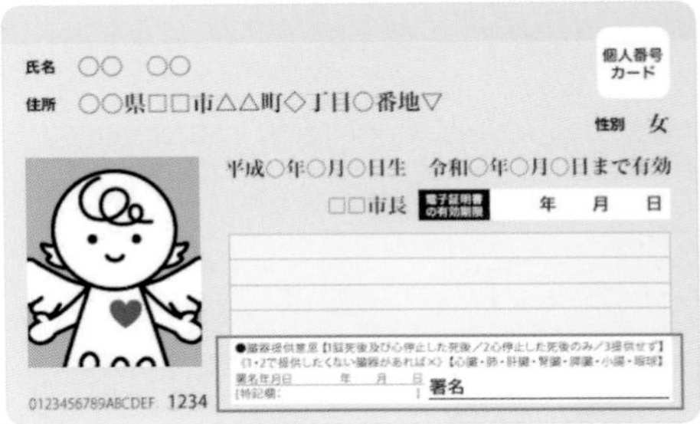

マイナンバー　表

写真1　マイナンバーカードによる意思表示
(「公益社団法人 日本臓器移植ネットワーク」
https://www.jotnw.or.jp/learn/method/)

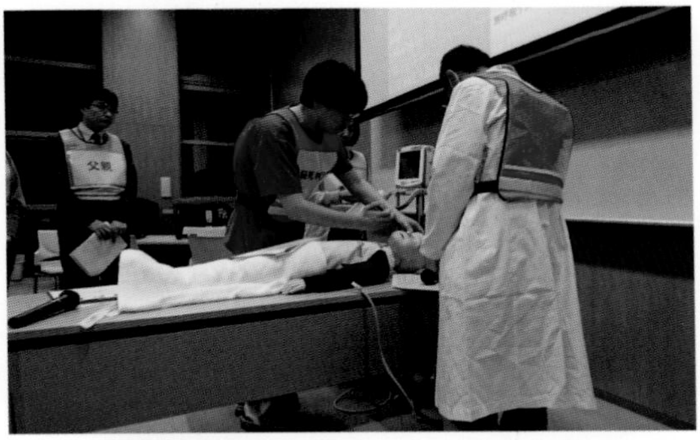

写真2　脳死下臓器提供シミュレーション研修風景

詳しくはこちらから▶

ジェネリック医薬品（後発医薬品）は、なにが違うの？

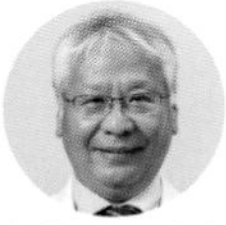

薬剤部　部長　後藤《ごとう》 伸之《のぶゆき》

先発医薬品と同じ有効成分でありながら、価格が安い薬です

新薬を開発するには、十数年にわたる年月と数百億円以上の費用が必要とされています。そのため、新薬（先発医薬品）を開発した会社は、一定期間（20 ～ 25 年）、特許によってその権利と利益が守られます。ジェネリック医薬品（後発医薬品）は先発医薬品の特許が切れた後に製造され、先発医薬品と同じ有効成分を含む医薬品のことです。先発医薬品の長年にわたる使用経験をふまえて開発されるため、開発期間やそれに係る費用を大幅に抑え薬の価格を安く設定することができます（図１）。ただし、有効成分は先発医薬品と同じですが、添加物などが異なる場合があります。

ジェネリック医薬品の使用は、患者さんの薬代の負担が軽くなるだけでなく、国全体の医療費の削減にもつながります。

ジェネリック医薬品には厳しい基準が定められています

「安くて本当に大丈夫なのか」と心配する方もいるかもしれません。ジェネリック医薬品は、さまざまな試験により先発医薬品と効き目や安全性が同等であることが証明されたものだけが、厚生労働大臣によって承認されます。また、販売後にも定期的に品質のチェックが行われています。

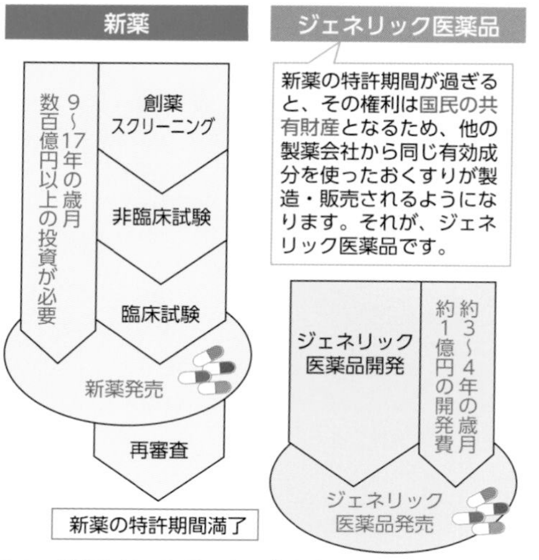

図１　新薬とジェネリック医薬品（日本ジェネリック製薬協会）

同じ効果でもさらに飲みやすく改良されたものもあります

ジェネリック医薬品の中には、先発医薬品と色や形が違うものもあります。患者さんが飲みやすくなるように錠剤の大きさを小さくしたり、味やにおいを改良するなど、各製薬企業が工夫をしています(図2)。

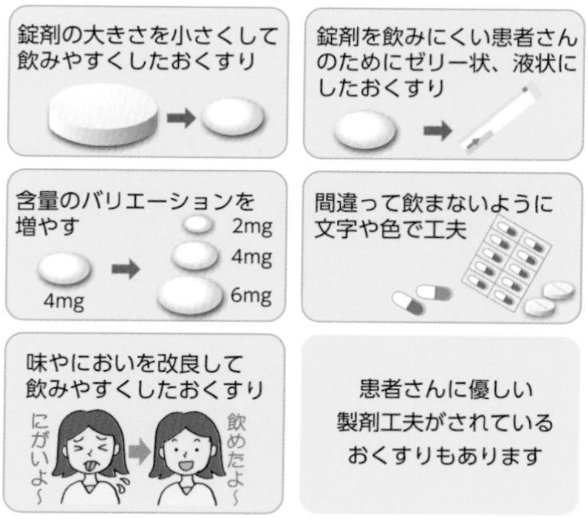

図２　改良されたジェネリック医薬品の例
（日本ジェネリック製薬協会）

詳しくはこちらから▶

［文責］薬剤部　薬剤師　櫻川 さほり

がん遺伝子パネル検査って、なに？

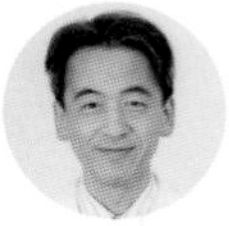

がん診療推進センター　センター長　廣野《ひろの》 靖夫《やすお》

がん細胞の持つ遺伝子の異常に基づいた治療薬の選択を行います

がんは細胞の遺伝子の異常から起こる病気です。通常の抗がん剤治療は、肺がんや大腸がんなど、「臓器の部位」に応じた治療薬を選んでいます。がん遺伝子パネル検査は、がん細胞が持つ「遺伝子の異常」を一度に調べることによって、遺伝子という側面からその患者さんに合う治療薬がないかを探していきます。

同じ臓器のがんでも遺伝子の異常は患者さんによって異なり、それに応じて最適な治療法も異なるため、個別化医療の実現をめざす検査としての位置付けがあります。

検査の対象となる患者さん

通常の治療薬で効果不十分になった方や副作用などで治療選択肢が少なくなった方が対象になります。主治医の先生の判断で紹介をしてもらっています。

まだ発展途上の検査

画期的な検査ではありますが、まだ薬剤の開発が追いついていません。実際に治療薬を提案できる患者さんは1～3割にとどまっています。

遺伝性腫瘍《しゅよう》が分かる可能性

がんの遺伝子を調べるときに、それが血縁からの遺伝によって起きた、あるいは遺伝する可能性があるという情報が分かる場合があります。そのような場合は遺伝カウンセリング外来で相談できます。

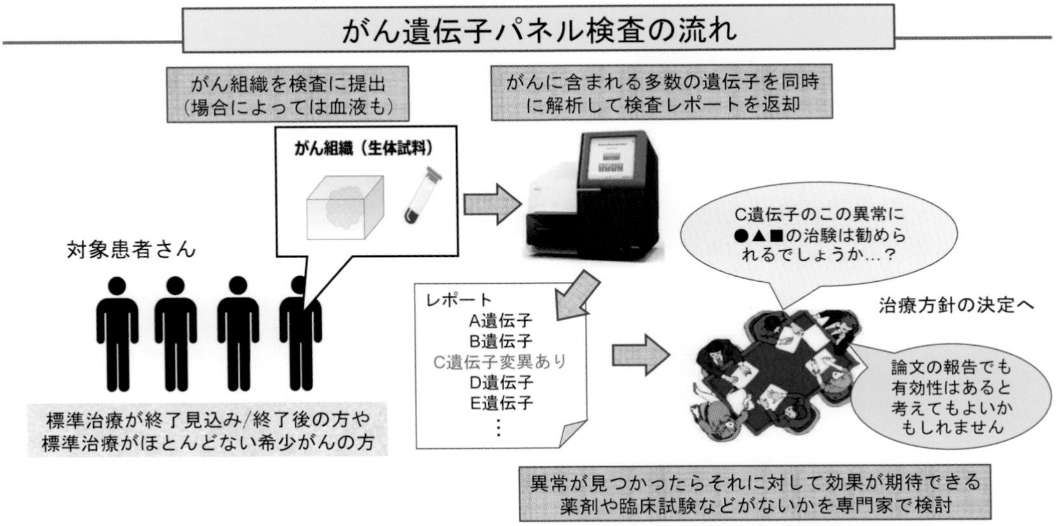

図　がん遺伝子パネル検査の流れ（出典：厚生労働省ホームページ
https://www.mhlw.go.jp/content/12404000/000504302.pdfより引用・改変）

［文責］がん診療推進センター 助教 松田 安史

詳しくはこちらから▶

医療安全管理部って、なにをしているの？

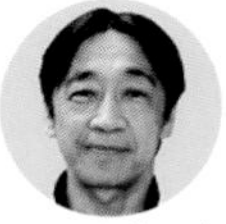

医療安全管理部　部長　森岡《もりおか》 浩一《こういち》

医療事故の防止と原因究明、再発防止に取り組んでいます

医療安全の目的は患者さんが安全に医療を受けられることであり、医療安全管理は医療プロセスから生じる望ましくない結果や傷害を回避、予防、軽減することです。

そのためには安全を重視した医療を病院スタッフ全員が行い、不幸にも医療事故が発生した際には、その原因を究明して、同様な事故が繰り返されることがないように、再発防止を図ることが大切です。

病院のシステム改善が重要

医療事故に限らず、些細なエラーもすべて医療安全管理部に報告されます。医療事故の原因は、多くの場合、病院のシステム(業務・作業手順、ルールなど)の不備にありますので、すべての報告に目を通して、危険の芽を摘むようにしています。また、院内ラウンドを行い、各部署の医療安全管理の状況を確認し、指導しています(写真１)。

医療事故が発生したときは

医療事故の原因を究明し、再発防止策を作成します。重大な医療事故では、当院と利害関係のない院外の専門家を招き、事故調査を行い、患者さんと家族に説明しています。

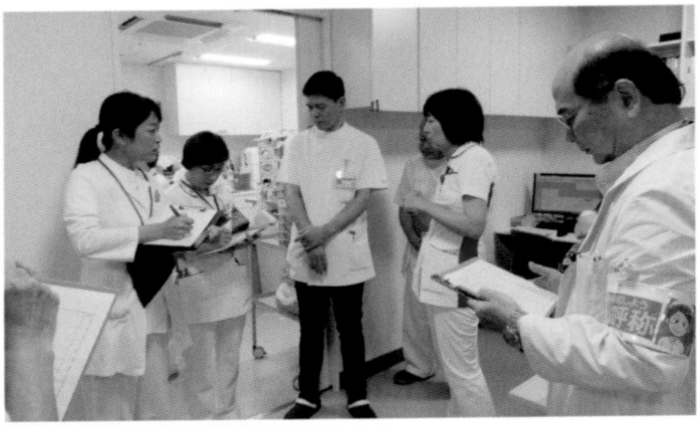

写真１　院内ラウンド
多職種で各部署の医療安全管理の状況を確認し、指導します

医療安全レベルの向上をめざす

各種研修会で医療安全レベルの向上をめざしています。事故防止のためには、チームワークが大切ですが、コミュニケーション、リーダーシップ、状況観察、相互支援といったチームワークに不可欠なスキルを確実に発揮できるように、米国で開発されたチームステップス研修会を行っています(写真２)。

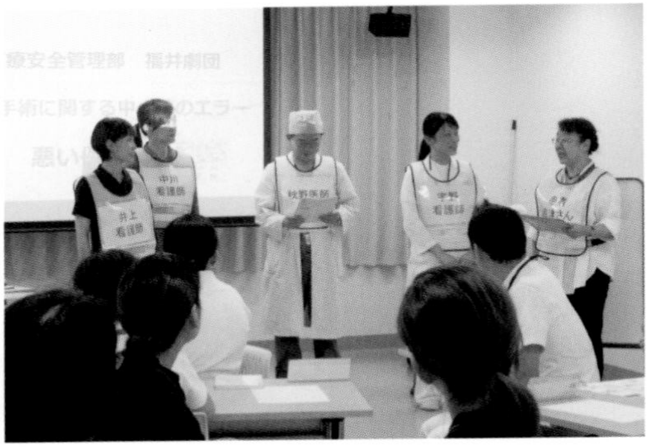

写真２　チームステップス研修会
チーム医療のためのスキルを理解してもらっています

［文責］医療安全管理部 前部長 秋野 裕信

詳しくはこちらから▶

手術を受ける前の準備って、どんなことをするの？

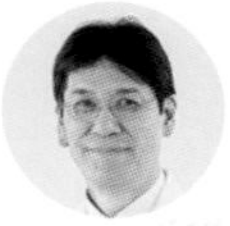

患者総合支援センター　センター長　石塚《いしづか》 全《たもつ》

安全・安心な手術に向けて、入院前からサポートを行っています

術前検査支援部では、安全に手術が実施できるよう手術前に行われるさまざまな検査の調整をします。また、手術・処置などに係る患者情報の収集とともに、手術後の合併症の発生を減らすために、生活指導も行います。

そして、入院前に麻酔や手術などに関するオリエンテーションを行い、少しでも安心して手術が受けられるように、手術前からさまざまな職種と連携をとり、身体的・精神的にもサポートを行っています。

手術前の全身状態の把握

基本的な血液一般検査に加え、感染症、血液型、心電図、呼吸機能検査、胸部レントゲンなどを行います。さらに、手術の目的や既往、基本検査の結果でさらに必要な検査が加えられます。術前の全身状態をしっかり把握し、手術による合併症発症リスクを予測します。

手術前の生活指導

万全の体調で手術にのぞむために、また、術後合併症の発生を少しでも減らすために、手術前の準備をお願いしています。禁煙や減酒、栄養管理のほかにも、術後の肺合併症を予防するために呼吸の練習、口《こう》腔《くう》ケアなどについてパンフレットに沿ってお伝えしています（写真）。

安心して手術を受けてもらうために

手術前に中止すべき薬剤がないか薬剤師が確認を行います。管理栄養士との面談や、口腔外科医師・歯科衛生士による口腔ケアを行うなど、多職種と連携しています（図）。

「麻酔からきちんと醒めるの？」「手術後は動けるの？」など、不安に思うことが多くあると思います。麻酔や手術後のイメージが持てるような説明や、手術室・病棟看護師への連携を行います。

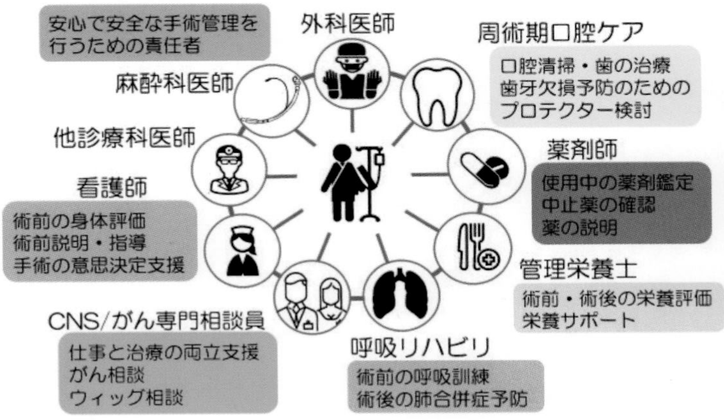

図　多職種と連携をとり、安全で安心した手術が受けられるようサポートしています

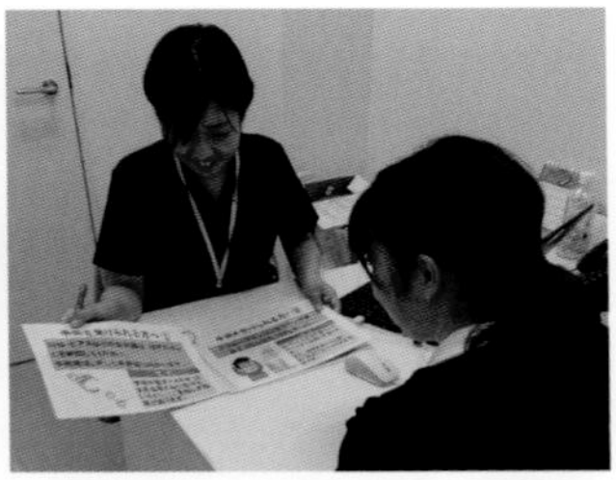

写真　問診、オリエンテーションの様子

詳しくはこちらから▶

院内感染って、なに？

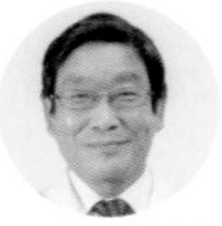

感染制御部　部長　岩﨑《いわさき》 博道《ひろみち》

感染対策チームを中心に、全職員で院内感染対策に取り組んでいます

院内感染とは、病院で患者さんが検査や治療・ケアを提供される過程で、もとの疾患とは別に新たにかかった感染症のことです。

院内感染は、ヒトからヒトへ直接、または器械や環境を介して発生します。特に抗がん剤などの治療を受けて抵抗力が下がった患者さんは、健康な人であれば感染しないような微生物に感染し、重症になる可能性があります。そのため、職員が個々に感染対策を行うのではなく、病院全体として感染対策に取り組むことが重要となります。

院内感染予防のために

感染対策チームは、院内感染発生防止のために、毎日感染症に関する検査データや患者さんの状況など、さまざまな情報を収集・分析・評価し、治療や感染対策の指導・助言・相談などを行っています。また、定期的にラウンド（回診）し、病院環境や手指衛生などの感染対策の状況の確認、必要に応じた改善の提案を行っています（写真１）。そして院内感染対策マニュアルを作成し、各部署で感染対策が行えるような支援や、基本的な感染対策、感染症治療に関する研修会を定期的に開催しています（写真２）。

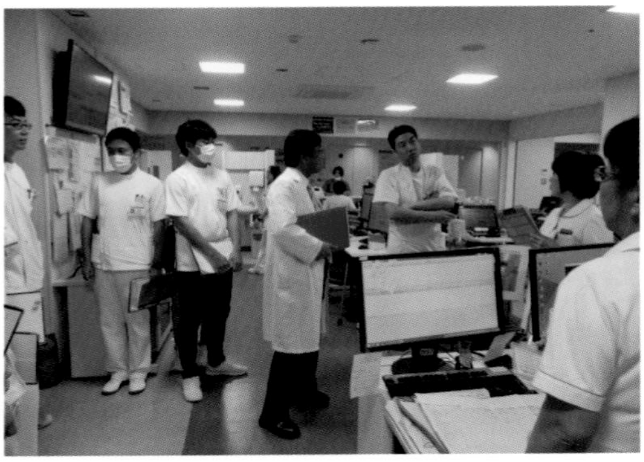

写真１　院内ラウンドの様子

院内感染が発生したときは

院内感染が発生したときは迅速に対応し、院内感染の拡大防止のため、情報収集と追跡調査、感染対策の助言などを行っています。

職員の健康管理

職員の健康管理も院内感染対策として重要です。職員と患者さんの間で感染が広がらないために、職員の麻疹《ましん》・水痘《すいとう》・風疹《ふうしん》・流《りゅう》行性耳下腺炎《こうせいじかせんえん》・Ｂ型肝炎などの抗体検査とワクチン接種を行います。さらに針刺しをはじめとする血液曝露《けつえきばくろ》防止対策や曝露後の対応などを実施しています。

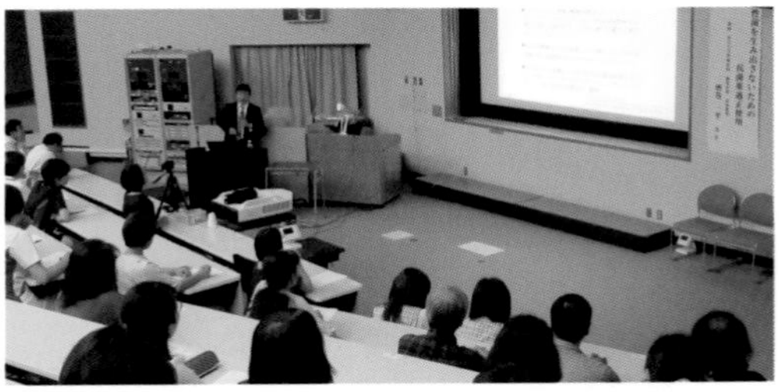

写真２　院内研修会

詳しくはこちらから▶

病院食って、どうやって作っているの？

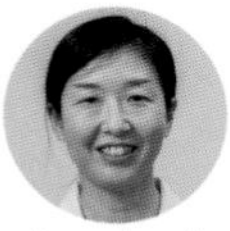

栄養部　管理栄養士長　早瀬《はやせ》 美香《みか》

安全で喜ばれる質の高い食事サービスをめざして

病院内厨房で調理・盛り付けを行い配膳しています。1回450食、1日3回衛生面に配慮した食事を提供するため、ニュークックチルという調理システムを取り入れています。ニュークックチルとは、調理後の食事を急速冷却し、冷たいまま器に盛り付けて、個々のお膳にセットし、配膳カートごと加熱する方式です。

通常の食事以外に、治療食として約45種類の献立があり、飲み込みにくい方の嚥下食《えんげしょく》や造血幹細胞移植の方の無菌食、化学療法や放射線治療の方の食事、また食物アレルギー食などの個別対応も行っています。

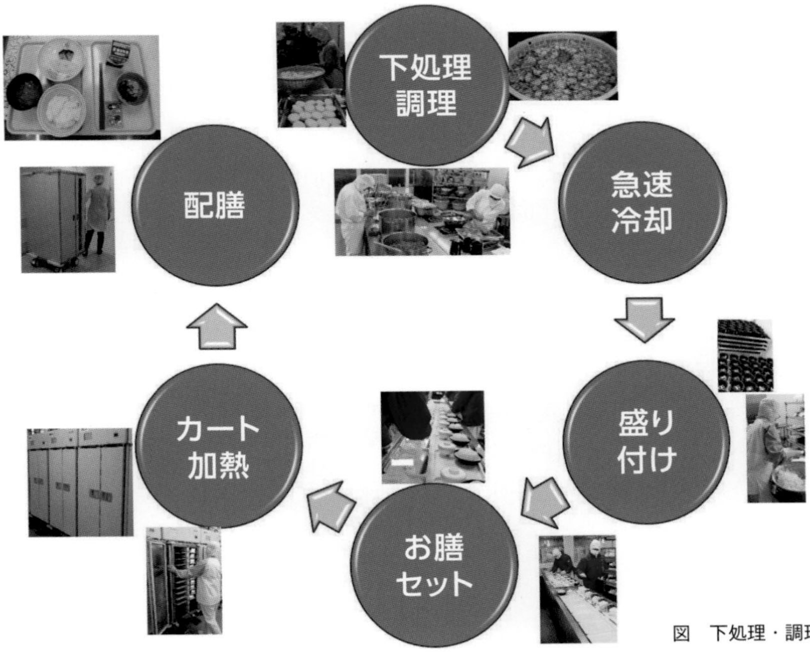

図　下処理・調理から配膳まで

献立を作り、患者さんの人数に合わせて食材料を発注し、調理の日に合わせて納品されます。材料の洗浄や切る工程〜下処理を行います。

厨房で食材料を調理し、専用機械で90分、3℃以下まで冷却します。盛付室で冷たいまま盛り付けして、お膳にセットします。配膳カートを専用機械にセットし、スチーム入り120℃で加熱します。専用機械から配膳カートを出し、配膳します。

[文責]栄養部 管理栄養士 岸下 宏美

詳しくはこちらから▶

みのり会は、どんな活動をしているの？

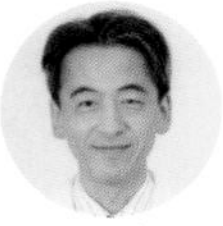

がん診療推進センター　センター長　廣野《ひろの》 靖夫《やすお》

がん患者さんとその家族および医療関係者の交流の場です

「一人じゃないよ」をモットーに、希望をもって実りのある生活をしたいという思いで設立した患者会です。年４回の定例会では講演会や、がん体験の語り、交流会などを行っています。年１回の総会の後にはゴスペルや笑いヨガ、寄席など楽しい企画もあります。

また、春と秋の親睦会では、お花見やバーベキュー、そば打ちと楽しいひと時を過ごし、心を和ませています。ほかにも随時講演会などの紹介や参加も行っています。

すべてのがんが対象です

「がん」と告知されたとき、つらい治療を受けているとき、この先どうなっていくのだろう、と先の見えない不安を抱える中で、「ほかのがんの人たちはどんな思いでいるのだろう」「話をしたい」「聞いてみたい」という患者さんたちの声から生まれたのが、がん体験者の会「みのり会」です。2007年11月に設立されました。

当院への通院の有無は問わず、すべてのがんを対象に患者さん、その家族・遺族が参加可能です。イベントは病院内やHPに案内しています。案内を見て会員以外の方たちも参加されています。

随時会員募集中です

みのり会事務局は福井大学医学部看護学科成人・老年看護学講座にあり、会報やリーフレットの発行をしています。当院もその活動を後援し、当院主催の県民公開シンポジウムや医師対象の緩和ケア研修会で発表をしてもらったり、リレー・フォー・ライフへ一緒に参加したりしています。

問い合わせ先

〒910-1193
福井県吉田郡永平寺町松岡下合月23-3
福井大学医学部 看護学科　みのり会事務局
TEL：0776-61-8564

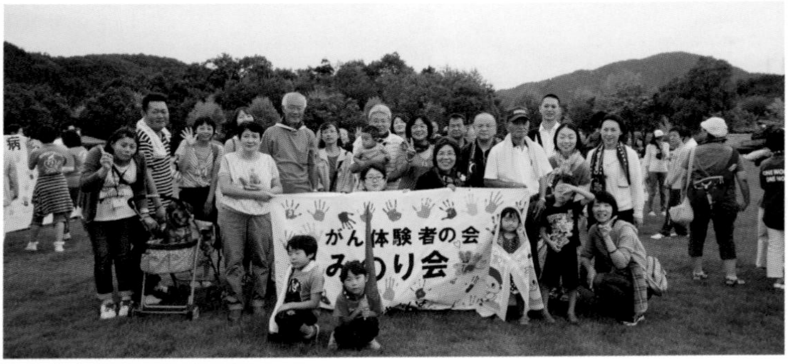

詳しくはこちらから▶

大学専門ドックは、どんなことをするの？

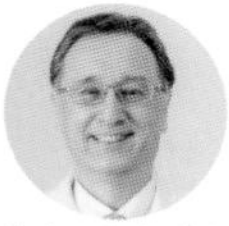

放射線科　科長　木村《きむら》 浩彦《ひろひこ》

最新医療機器を用いた専門ドックを提供しています

　高エネルギー医学研究センターを中心に10年以上の臨床研究と診療の成果をもとに、医療機器を用いたPET-CT腫瘍《しゅよう》ドック・3T-MR脳ドック・PET-MRIドックを開設しています。全身の微細な病気をくっきりととらえる専門ドックは早期発見の頼もしい味方です。

　最新の検査を特別料金で設定しており、検査結果を当日に説明し、専門医による治療や予防のための適切なアドバイスをしています。

腫瘍ドック:PET-CT【高感度】

　PET-CT腫瘍ドックの目的は、全身のがん細胞の増殖を早期にとらえることです。

脳ドック:3T-MR【高鮮鋭】

　脳ドックの目的は、脳血管が詰まる脳梗塞《のうこうそく》や脳内出血、脳動瘤《のうどうりゅう》が破れるクモ膜下出血のような脳血管の病気や脳腫瘍、認知症などの早期発見にあります。

PET-MRIドック:【高画質】

　PET-MRIドックの目的は、高感度・高分解能PET画像と高磁場MRIの高精細画像により正確な診断を行うことです。気づきにくいがんの早期発見や、物忘れの原因が、認知症などの病的な脳機能低下によるものであるかなど、非侵襲的《ひしんしゅうてき》(体に負担を与えない)に診断する能力に優れています。

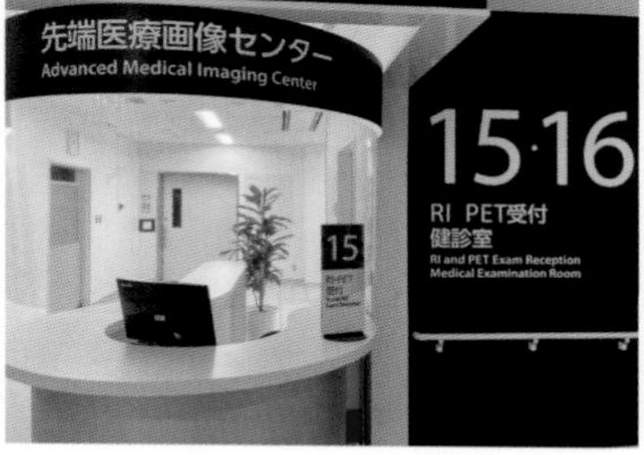

写真　健診室

健診種別	腫瘍ドック（PET-CT）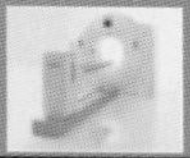				脳ドック（3T-MR）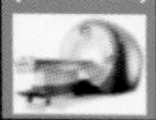	PET-MRI ドック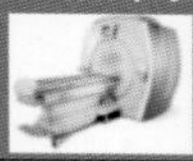	
	PET単独コース	PET腫瘍コース	PET腫瘍（胃内視鏡付）コース	PET腫瘍（乳房・婦人科検査付）コース	脳ドックコース	腫瘍コース	認知症脳ドックコース
実施曜日	火・木	火・木	木	金(休止中)	月・水	火・木	火・木
所要時間（標準）	10:00〜15:00	9:00〜15:00	9:00〜15:00	9:00〜15:00	11:00〜15:00	10:00〜15:00	10:00〜15:00
PET-CT 検査	●	●	●	●			
3T-MR 検査					●		
PET-MRI 検査						●	●
基本検査＊1	●	●	●	●	●	●	●
尿検査＊2	●	●	●	●	●	●	●
血液一般検査＊3（24 項目）	●	●	●	●	●	●	●
腫瘍マーカー＊4（5 項目）		●	●	●			
便潜血検査		●	●	●		●	
心電図検査					●		
超音波断層撮影		●	●	●			
胃内視鏡検査			●				
乳房・婦人科検査＊5				●			
簡易認知症検査							●

＊1：身長、体重、標準体重、血圧、体脂肪率、腹囲
＊2：タンパク、糖、ウロビリノーゲン、PH、潜血
＊3：肝機能、脂質、腎機能、末梢血液一般
＊4：血液中の肝がん・肝細胞がん・前立腺がん・消化器がん・肺がん・卵巣がん・膵臓がん・胆管がん・胆嚢がんなどのがん細胞の目印を検査
＊5：細胞診検査、経腟超音波検査、マンモグラフィ
※検査終了後、食事（ヘルシー御膳）を提供します　※14：00から結果説明を行います

図　検査の種類

予約方法および問い合わせ先

先端医療画像センター健診室
TEL:0776-61-8550（直通）
FAX:0776-61-8550

詳しくはこちらから▶

永平寺町立在宅訪問診療所って、どんなとこ？

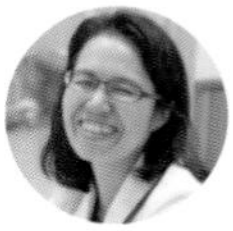

永平寺町立在宅訪問診療所　所長　楠川《くすかわ》 加津子《かづこ》

多職種と連携し、外来診療・訪問診療を行っています

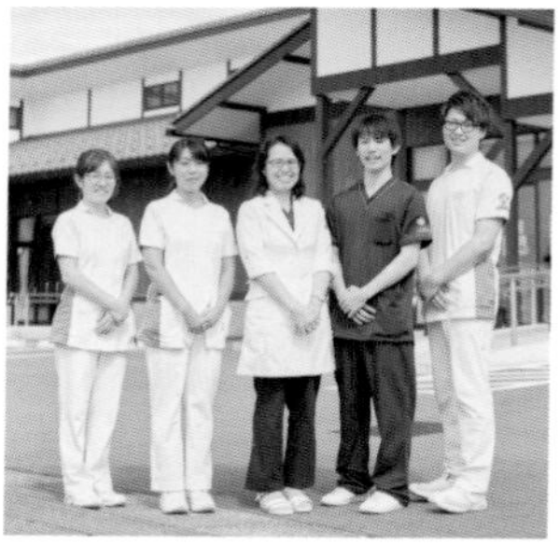

2019年8月、永平寺町が福井大学に運営を依頼し、永平寺町立在宅訪問診療所が大学病院に程近い場所に新設されました。

地域住民の皆さまが住み慣れた場所で、自分らしく安心して最期まで暮らせるように、診療所スタッフは多職種と連携しながら、外来診療（午前）・訪問診療（午後）という形でサポートしています。訪問診療中の方に限っては、24時間体制で往診も行います。

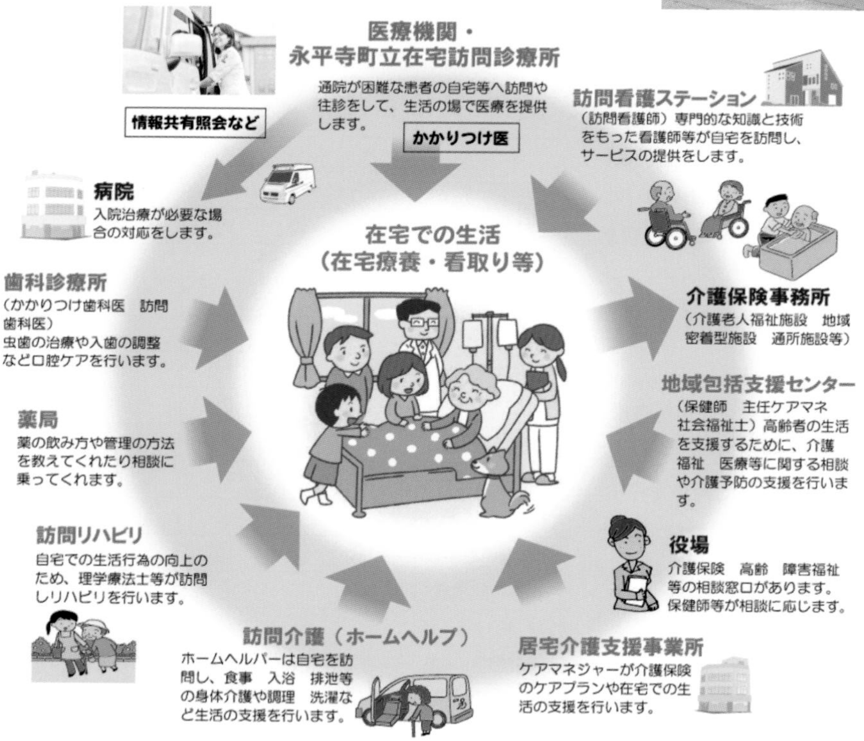

診療日など

診療日：月～金曜

【外来診療】9：00～11：30（受付時間8：30～11：00）

【訪問診療】13：00～17：00（予約制）

休診日：土日祝日および年末年始（12／29～1／3）

※在宅医療の緊急時には、24時間365日対応します

問い合わせ先

〒910-1142
福井県吉田郡永平寺町松岡兼定島第38号45番地
TEL：0776-61-7500（代表）
FAX：0776-61-7501

詳しくはこちらから▶

福大病院まちかどラジオは、いつやっているの？

病院部総務課　課長　小《こ》林《ばやし》 誠《せい》巳《し》

福井街角放送「Radio あいらんど」番組内で、毎月第 1・3 水曜の 16:30 頃から放送しています

「最新・最適な医療を安心と信頼の下で」を理念とする福井大学医学部附属病院の医師・看護師・薬剤師などの職員が、ラジオを通して地域の皆さまへ当院の最新情報や季節に合わせた旬な情報などを、パーソナリティとの掛け合いでお届けしています。

福大病院
まちかどラジオ

放送日時:毎月第1、3水曜日
16:30分頃から約10分間放送

FM77.3MHz

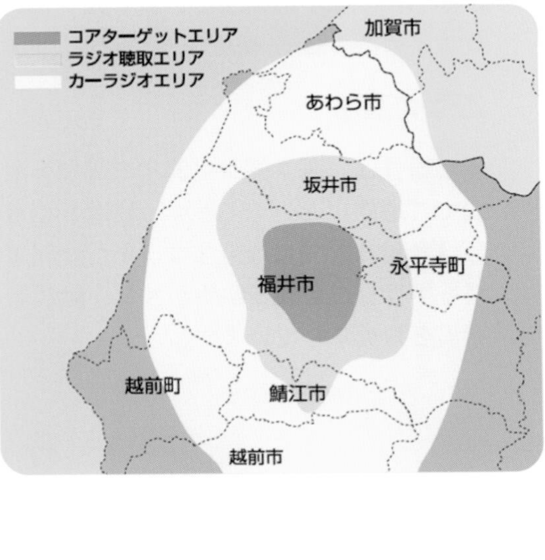

福井街角放送はカーラジオを使うと、嶺北地方の広範囲で聞くことができます。また、福井ケーブルTVのガイドチャンネル（555ch）でも楽しむことができます。ぜひお聴きください。

【放 送 局】福井街角放送（FM77.3MHz）
【放送日時】毎月第1･3水曜日
「Radioあいらんど」
番組内で16:30頃から約10分間

詳しくはこちらから▶

福井大学しらゆり会は、どんな活動をしているの？

福井大学しらゆり会

ひろめよう献体の心　しらゆり会の心

明日の医療の発展を願い、より良い医師・歯科医師を育てるために、医学に役立とうと献体を志す人々が作る組織です。

「福井大学しらゆり会」は、福井大学医学部へ献体される方々の会として40年以上の歴史があります。毎年、会員の方が集う「しらゆり会総会」を開催し、会報「しらゆり」を会員の皆さまへお届けしています。現在の会員は約900人で、これまでに約1200人の方が福井大学医学部へ献体されています。しかし、福井大学医学部への献体数は少なく、より多くの方に献体の意義をご理解いただき、しらゆり会会員になっていただけるようお願いしています。

献体の実際

会員がお亡くなりになると、ご遺族によりお葬式の日取りや場所、出棺時刻が決められます。この段階でご遺族から福井大学医学部に連絡をしていただきます。お葬式や身内でのお別れなどを済ませた後に、ご遺体を福井大学医学部が受け入れます。献体の受け入れは休日祝日を問わず行っています。

人体解剖学実習

それぞれのご遺体につき医学科学生４～５人で実習を進め、すべての学生がご遺体全身の学習を４か月ほどかけて行います。人体解剖学実習は、詳しい解剖手順書に従って厳密に進められます。また、この実習期間中に、医学部看護学科生をはじめ、県内の看護・医療系大学で学ぶ学生に人体構造を学んでもらうため見学日を設けています。医療者をめざす学生が、人体の作りを実際に観察し学習できる唯一の場が人体解剖学実習です。

火葬や拾骨

人体解剖学実習を終えたご遺体は担当した学生が１体ずつお棺に納めて、公営火葬場で火葬します。火葬には解剖学職員が立ち会い拾骨を行います。ほかのご遺骨と混ざることは絶対にありません。ご遺骨は骨壺に入れ大学に持ち帰り、保管場所に安置します。

ご遺骨返還

ご遺骨は、医学部が主催する御遺骨返還式でご遺族にお返しします。お返しできるのは３年ほど先になります。また合同慰霊祭も挙行しご遺族と学生が共に、献体者の冥福をお祈りしています。

問い合わせ先

〒910-1193　福井県吉田郡永平寺町松岡下合月23-3

【しらゆり会に関する問い合わせ】
福井大学しらゆり会
TEL/FAX：0776-61-8296
月～金曜　9：00～12：00
E-mail:fshirayuri@med.u-fukui.ac.jp

【献体に関する問い合わせ】
福井大学松岡キャンパス運営管理課　総務担当
TEL：0776-61-3111（内線2019）
TEL：0776-61-8210（直通）
FAX：0776-61-8153

詳しくはこちらから▶

院内ボランティアさんって、どんな活動をしているの？

病院部医療サービス課　課長事務取扱　安岡《やすおか》 浩憲《ひろのり》

患者さんがより良い療養環境で受診できるよう、いろいろな手助けをしていただいています

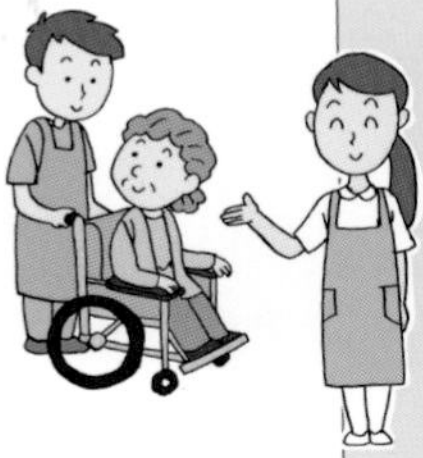

院内ボランティアさんは、外来患者さんおよび入院患者さんが困っているときや、手助けが必要なときにお手伝いをされています。場所の案内や介助をはじめ、清掃やレクリエーションのお手伝いなど、多くの場面で活躍してもらっています。

外来患者さん

受付の方法が分からないとき、どこの受付に行ったらいいのか迷われているときなど、受付方法の説明を行ったり、中央採血室や放射線部、生理検査部門などの各受付、受診する診療科受付への案内などを行っています。

車いすが必要な患者さんから介助の依頼があった場合、各検査室への送り迎えなど、車いすの介助を行っています。

悪天候により、外来ホールの床が濡れたとき、患者さんが転ばないよう拭き掃除なども行っています。

【活動時間帯】月～金曜　午前中（8：30～12：00）

入院患者さん

患者さんがリハビリテーションや検査を行うため外来棟へ移動するとき、検査室への送り迎えなど、車いすの介助を行っています。

ベッドまわりの清掃や、車いすの拭き掃除などの環境整備補助業務を行っています。

病室の移動がある場合、ベッドや床頭台、患者さんの荷物などの移動のお手伝いなども行っています。

※病棟によって活動内容は多少異なります。

【活動時間帯】月～金曜　時間帯は病棟とボランティアさんとの相談

「院内デイ　あっぷ」サービス

当院では入院中の患者さんを対象に、院内デイサービスを行っています。

認知症予防専門士の指導のもと、体操やレクリエーション、工作などを行っており、レクリエーション中の患者さんの見守りや話し相手、作業のお手伝いなどを行っています。

【活動時間帯】月～金曜（14：00～15：00）

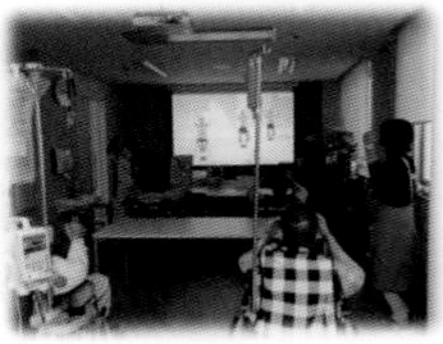

写真1
院内デイ あっぷ　体操

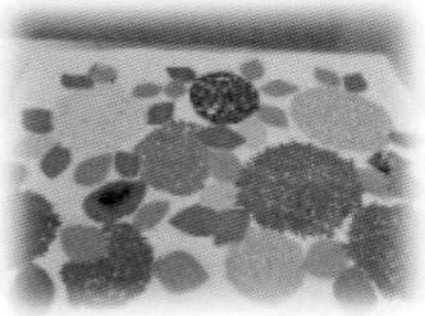

写真2
院内デイ あっぷ　作品1
（あじさい）

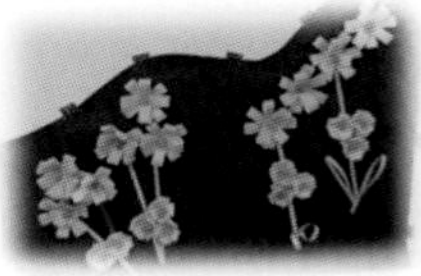

写真3
院内デイ あっぷ　作品2

詳しくはこちらから▶

問い合わせ先

〒910-1193
福井県吉田郡永平寺町松岡下合月23-3
福井大学病院部医療サービス課　医事総務担当
TEL：0776-61-8610

※院内ボランティアさんを募集しています。活動曜日や回数などはご相談に応じます。
お気軽にご連絡ください。

索引

症状、検査・診断方法、疾患名、治療方法やケアなどにかかわる語句を掲載しています。
(読者の皆さんに役立つと思われる箇所に限定しています)

福井大学医学部附属病院

〒 910-1193　福井県吉田郡永平寺町松岡下合月 23-3
TEL：0776-61-3111
https://www.hosp.u-fukui.ac.jp/

【編集委員会メンバー】

中本 安成　小練 研司
細野 奈穂子　宮崎 剛
野田 恵　嶋田 恭子
大谷 昌弘　井波 雅大

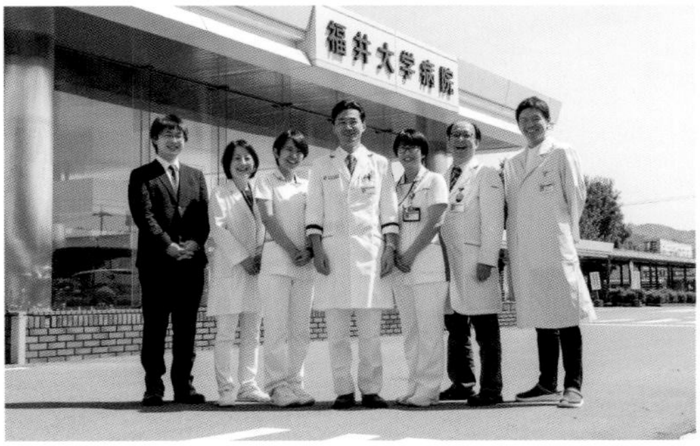

■装幀／スタジオ ギブ
■カバー、本文扉イラスト／おうみ かずひろ
■本文DTP／岡本 祥敬（アルバデザイン）
■本文デザイン（14-17 p、60-65 p）／平野 稚子（ライトスタッフ）
■撮影／柴田 竜一（柴田広告図案写真事務所）　藤間 信行（スマイル・インク）
■図版／岡本 善弘（アルフぉンス）
■本文イラスト／久保 咲央里（デザインオフィス仔ざる貯金）
■編集／西元 俊典　橋口 環　福重 可恵　竹島 規子　千葉 里紗

大学病院がわかる本

2021 年 7 月 30 日　初版第1刷発行

編　著／福井大学医学部附属病院
発行者／出塚 太郎
発行所／株式会社 バリューメディカル
〒 150-0043　東京都渋谷区道玄坂 2-16-4 野村不動産渋谷道玄坂ビル 2 階
TEL 03-6679-5957　FAX 03-6690-5791
発売元／有限会社 南々社
〒 732-0048　広島市東区山根町 27-2
TEL 082-261-8243

印刷製本所／大日本印刷株式会社
＊定価はカバーに表示してあります。
落丁・乱丁本は送料小社負担でお取り替えいたします。
バリューメディカル宛にお送りください。

ISBN978-4-86489-130-1